篠原菊紀教授の脳がどんどん若返る「脳トレ」366

1日1分！

監修 篠原菊紀

PHP

「脳トレ」で
脳の若さを取り戻そう！

公立諏訪東京理科大学教授　篠原菊紀

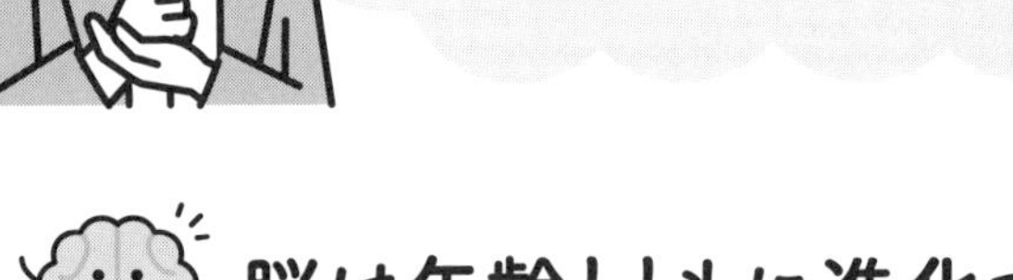

脳は年齢とともに進化する

人間の脳は、年をとればとるほど賢くなっていきます。20代よりも30代、40代、50代、60代、70代と年齢を重ねていくなかで、たくさんのことを経験し、学び、「知恵や知識」が大量に蓄積されていくからです。これを「結晶性知能」と言います。知恵や知識が豊富な高齢者の脳は、立派な脳だと断言できます。

その一方で、「記憶力や注意力」という「流動性知能」の部分に関しては、18〜25歳くらいの間がピークであり、誰でも年齢とともにだんだん衰えていきます。40歳を過ぎると、衰えがさらに目立つようになります。そのため、「年をとると、どうしても脳の機能は衰えてしまうものだ」と思われがちです。

しかし、本当にそうなのでしょうか？

興味深い実験があります。スウェーデンのカロリンスカ研究所では、60〜77歳の高齢者1260人を２つのグループに分け、グループＡでは「脳トレ・運動・健康的な食事・血圧管理」などを実施しました。もうひとつのグループＢでは健康相談のみ行ないました。果たして２年後の中間報告では、グループＡの認知機能テストにおいて、全般的な成績がグループＢと比べて25％もよかったという結果が出たのです。

このデータから、たとえ高齢であっても、「脳トレ・運動・健康的な食事・血圧管理」を長く継続することで、脳の機能が回復し、前述の「結晶性知能」を生かしやすい若々しい脳がつくれる、ということが言えます。

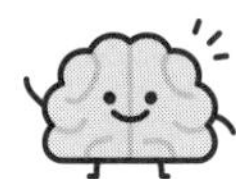

各種の問題が脳の各部位を刺激する

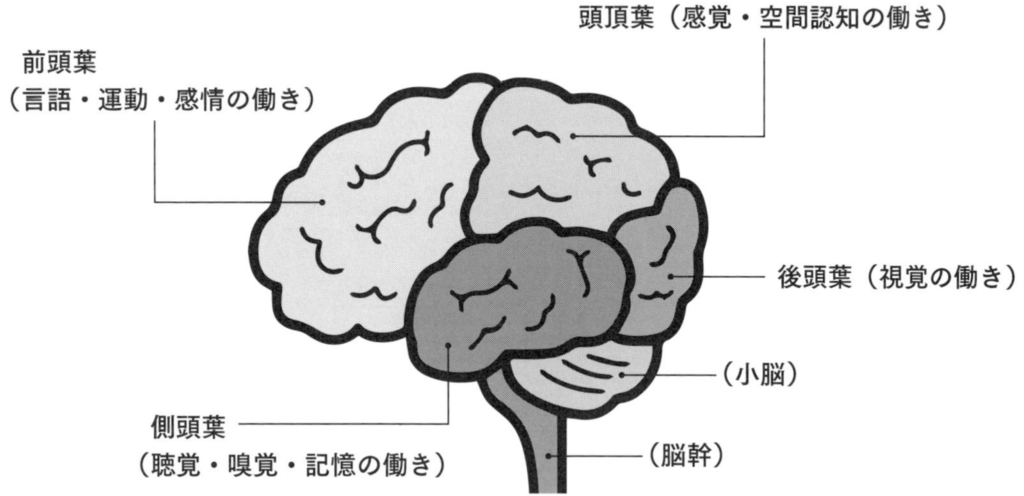

人間の脳は、大きく４つの部位に分けられます。

これらのうち前頭葉は、記憶や情報を「一時的に保存」し、必要な答えを導いていく「ワーキングメモリ」としての機能も担っています。「脳トレ」は、基本的にはこのワーキングメモリを働かせることで、脳の機能の低下を防いでいく効果があります。

本書には、計算問題、言葉の問題、図形の問題、パズルの問題など、さまざまな種類の問題が366日分掲載されています。これらに取り組むことで、前頭葉をはじめとする脳のあちこちが刺激され、活性化され、少しずつ脳が「若さ」を取り戻していきます。

例えば「計算問題」を解いているときには、左の前頭葉や頭頂葉が活性化しています。「図形の問題」を解いているときには、右の前頭葉や頭頂葉が働いて、画像処理や空間認知を行なっています。「パズルの問題」では、言葉や文字の裏側にある意味を読み取る機能を持つ「角回」が働きます。「さがす問題」では、注意力が必要となるため、注意力に関係する前頭眼野、下前頭回、頭頂間溝、側頭頭頂接合部、補足運動野、帯状皮質などが活性化されます。

そのほか、最近は多くの人がパソコンやスマホなどで文章を書くようになったため、「手で文字を書く手順」の記憶が薄れがちです。これに対して、例えば「漢字の書き取り問題」を解くことで、「漢字を書く」手順を思い出そうとして脳が活性化します。また、手を動かすことで、脳の運動野も働きます。

これらが総合して、脳の機能が少しずつ回復していくのです。

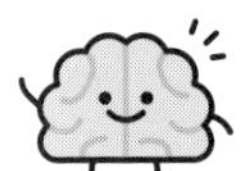

毎日少しずつ、長く継続することが大事

脳への刺激は、毎日少しずつ与え続けることが重要です。本書をはじめ、多くの「脳トレ本」が問題と日数を紐づけているのは、「毎日続ける」ことに大きな意味があるからです。

本書の場合「1日1問1分間」という目安を設けています。人によっては解くのに1分もかからない問題も含まれていると思いますが、いずれにしても「制限時間を設けて取り組む」ことが大切です。時間を区切って自分を追い込むことによって、高い集中力が必要となり、集中することで余計に脳が活性化するからです。

そうしてまずは「1年間」、脳トレを継続してみてください。1年後、あなたの脳は、「記憶力や注意力」という「流動性知能」を少しずつ取り戻しはじめているはずです。もちろんそこで終わりではありません。その先もずっと、何らかの形で脳トレを続けてください。

また、スウェーデンの実験のところでも述べたように、脳トレだけでなく、運動や健康的な食生活、血圧の管理なども併せて行なうことが大切です。ウォーキングを習慣にしたり、野菜中心の食事にしたりするとともに、良質の睡眠をとれるよう工夫しましょう。

これをさらに2年、3年と続けていけば、脳も心身もさらに健康な状態をつくっていけるはずです。日々楽しみながら、笑顔で生活することも忘れないように。

それでは次のページで「本書の使い方」を確認したうえで、第1問目からチャレンジしてください！

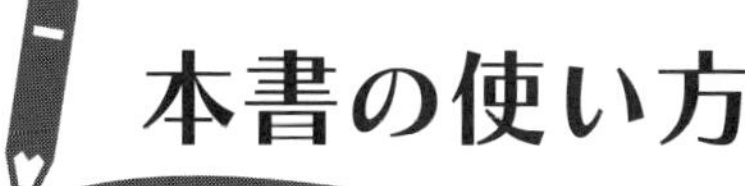

本書の使い方

- 問題は366日分あります。1日分（3分の1ページ）を1分以内で解くことを目標にしてください。
- もの足りない方は一度に数日分やっていただいてもかまいません。
- 最初から順番にやっても、パッと開いたページからやっても、どちらでも結構です。問題ごとに日付を書き込む欄がありますので、そこに記入しておけば、どの問題をやったかがすぐにわかります。
- ひと通りできた方は、2回目にチャレンジしてみましょう。その際、目標時間を30～40秒くらいに短く設定すると、難易度を上げることができます。解答を鉛筆で書いて、あとで消すようにすれば、何度でも使えます。
- 計算問題は筆算か暗算で行なってください。できるだけ暗算で解くようにすることで、よりいっそう脳の活性化が促進されます。

ミニナンプレ問題の解き方

〈例題〉

	2	3	(イ)
(ア)		1	
		2	3
	3		(ウ)

・ヨコとタテの一列、太線で囲まれたブロックには、1～4の数字が一つずつ入ります。
・ヨコのライン、タテのライン、太線内で、数字が重ならないように考えながら、空欄を埋めていきましょう。
・問題にはすでにいくつかの数字が入っています。その列、そのブロックには、それ以外の数字が入ります。例題でいえば、いちばん上のヨコの列には2と3が入っているので、残りの二枠には、どちらかに1が、どちらかに4が入ります。
・すべての欄に書き込んだうえで、（ア）（イ）（ウ）に入っている数字が答えになります。

ピラミッド計算問題の解き方

〈例題〉

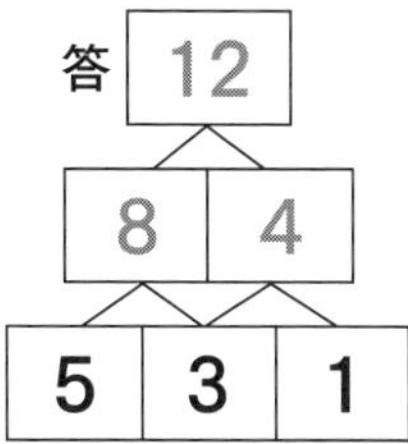

・下段（上段の場合もあり）の隣り合う数字をたして、その上（下）の段のマスに書き込みます。
・真ん中の段の隣り合う数字をたした合計が、いちばん上（下）の答えになります。もう一列多い4段の問題もあります。
・かけ算も同様に行ないます。ひき算は、隣り合う左側の数字から、右隣の数字をひきます。

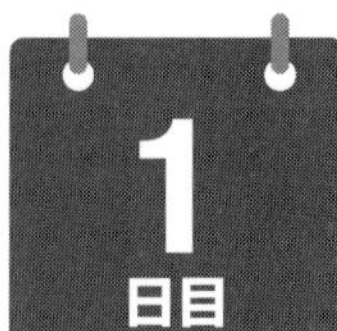

次の計算をしましょう。計算機は使わず、筆算か暗算でお答えください。

月

日

①24 + 11 + 19　= ☐

②39 + 64 + 13　= ☐

③55 + 8 + 90　= ☐

④17 + 25 + 31　= ☐

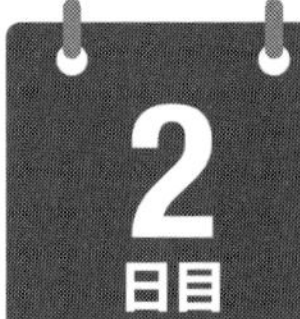

下線を引いたひらがな部分を漢字に直してください。

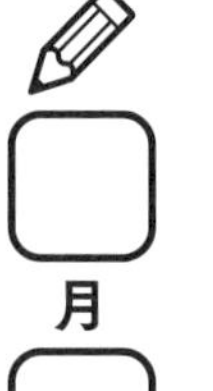

月

日

①彼はあいそ笑いを浮かべた。　[　　　]

②お客様にこころづくしの手料理をふるまった。　[　　　]

③船が漂流し、ぜっかいの孤島にたどり着いた。　[　　　]

④まるではちの巣をつついたような騒ぎだ。　[　　　]

⑤たまむしいろの答弁に終始した。　[　　　]

3
日目

昭和に流行したモノ・人物などについてお答えください。

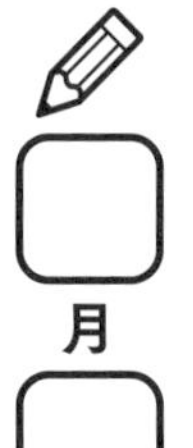

月

日

1950年代にアメリカで流行したロカビリーは日本でも人気となり、日劇ウエスタン・カーニバルという音楽祭が開催された。当時人気を博した「ロカビリー三人男」は、平尾昌晃（ひらおまさあき）、ミッキー・カーチスと誰？

☐

126ページの解答

【361日目】①27②33【362日目】①あんねい②うどん③くちばし④ごこく⑤じくじ⑥たきぎ（まき）⑦ふんどし⑧るり【363日目】イ

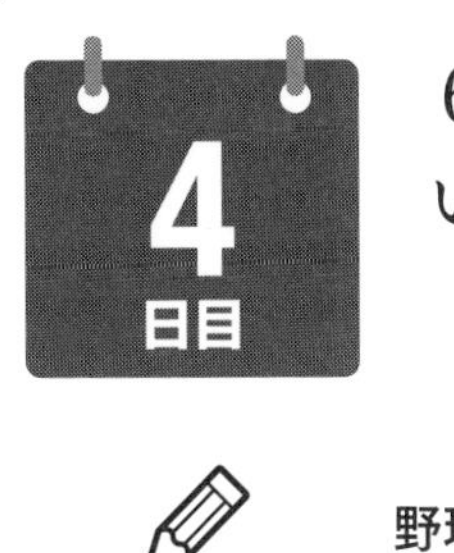

4日目

6種類のイラストが不規則に並んでいます。いちばん多いものはどれでしょうか？

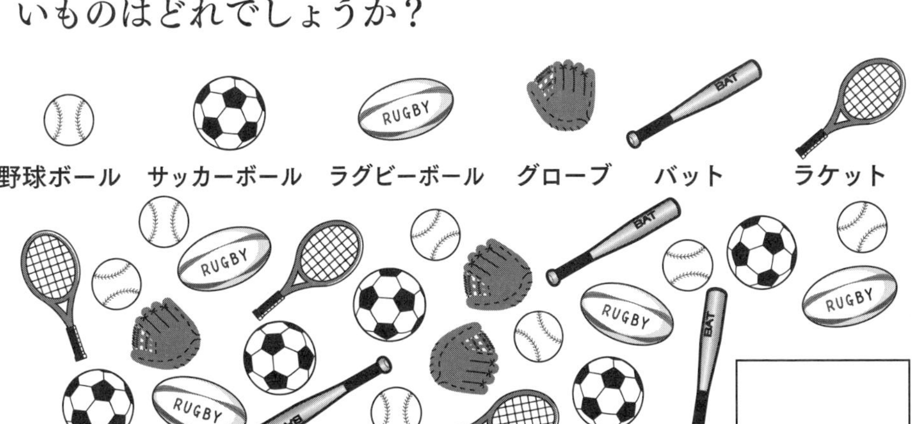

月　日

5日目

次のひらがなを見ておぼえてください。15秒たったら問題をかくして、紙に書いてください。
（位置もしっかりおぼえましょう）

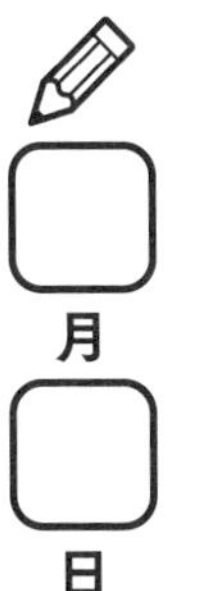

月　日

①

おや	くつ	こま
はら	つり	のう

②

ひざ	とり	たな
てつ	しろ	うま

6日目

□に漢字を入れて四字熟語を完成させてください。

月　日

① 合□奇□ …（人と人との結びつきは不思議な因縁によるもの）

② □□模糊 …（はっきりしない、ぼんやりとしているさま）

③ 青息□□ …（心配や苦労のあまり、ため息が出るような状態）

④ 悪事□□ …（悪い評判はあっという間に広く知れ渡ること）

⑤ 安寧□□ …（社会が平和で整った状態に保たれていること）

127ページの解答 【364日目】①867②33③294④555【365日目】①ア＝26　イ＝8　ウ＝15　エ＝4　オ＝7　カ＝8　②ア＝31　イ＝15　ウ＝15　エ＝6　オ＝9　カ＝7【366日目】①（ウ）②（ア）③（イ）

このページの解答は10ページ

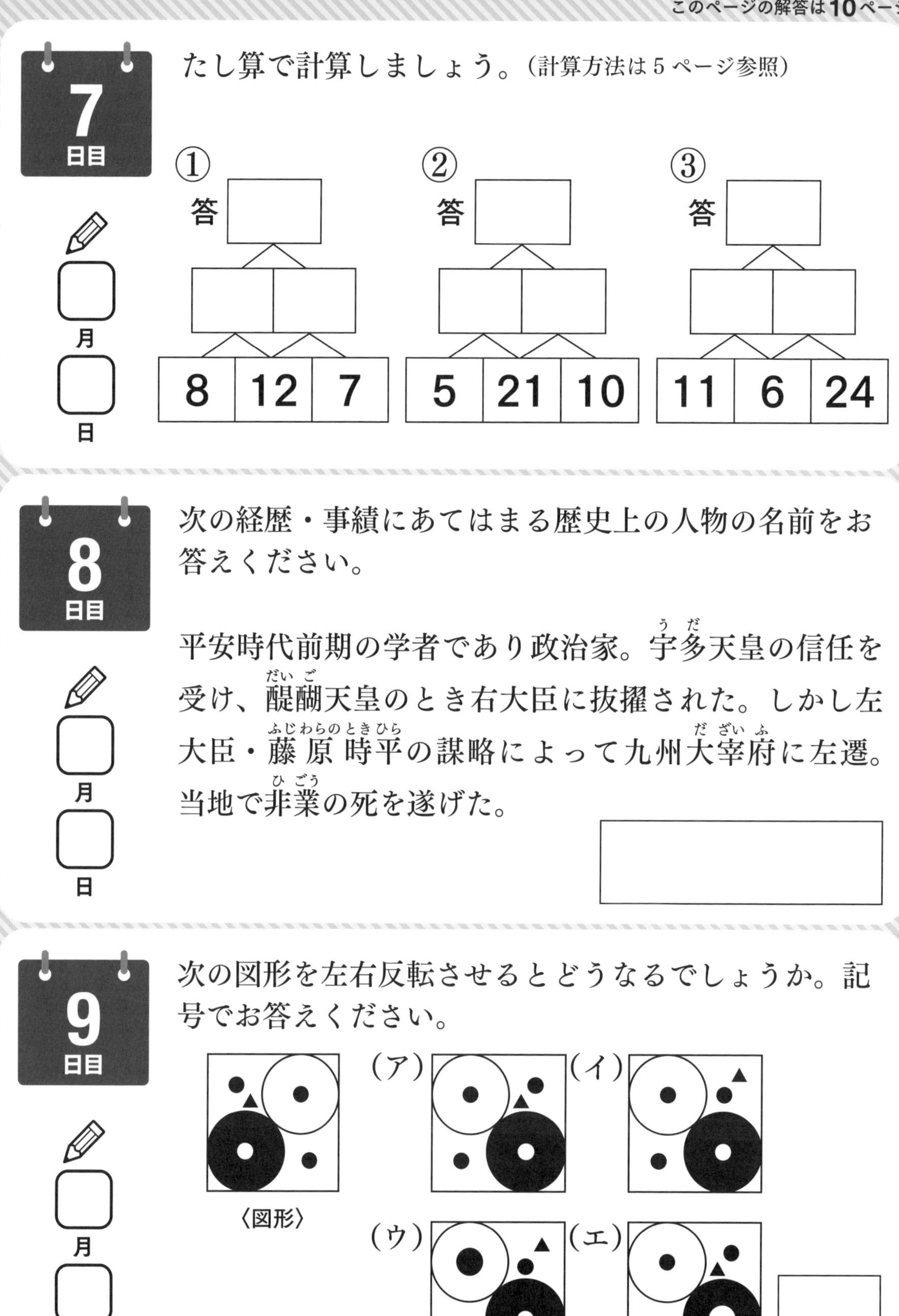

7日目

月　日

たし算で計算しましょう。（計算方法は5ページ参照）

①
答

8	12	7

②
答

5	21	10

③
答

11	6	24

8日目

月　日

次の経歴・事績にあてはまる歴史上の人物の名前をお答えください。

平安時代前期の学者であり政治家。宇多（うだ）天皇の信任を受け、醍醐（だいご）天皇のとき右大臣に抜擢された。しかし左大臣・藤原時平（ふじわらのときひら）の謀略によって九州大宰府（だざいふ）に左遷。当地で非業（ひごう）の死を遂げた。

9日目

月　日

次の図形を左右反転させるとどうなるでしょうか。記号でお答えください。

〈図形〉

（ア）　（イ）　（ウ）　（エ）

6ページの解答
【1日目】①54②116③153④73【2日目】①愛想②心尽③絶海④蜂⑤玉虫色
【3日目】山下敬二郎（やましたけいじろう）

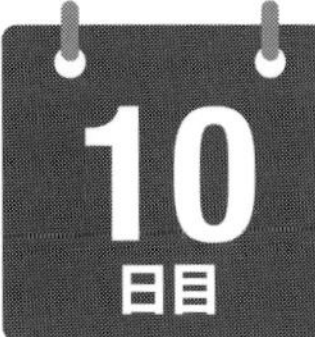

10日目

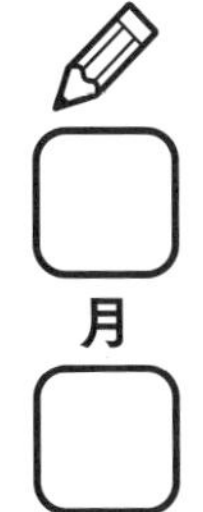

月

日

次の計算をしましょう。計算機は使わず、筆算か暗算でお答えください。

①72 + 27 + 44 ＝

②48 + 42 + 88 ＝

③66 + 15 + 37 ＝

④22 + 32 + 59 ＝

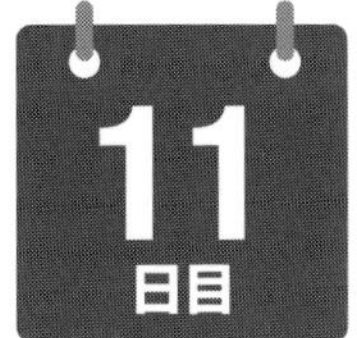

11日目

月

日

次の漢字の読み方を書いてください。

①愛敬 [ ] ⑤胡椒 [ ]

②鋳型 [ ] ⑥獅子 [ ]

③産屋 [ ] ⑦足袋 [ ]

④雛 [ ] ⑧檜舞台 [ ]

12日目

月

日

地理に関する次の問いにお答えください。

海に接していない県を「内陸県（海なし県）」といい、日本には8県の内陸県がある。群馬県、埼玉県、長野県、山梨県、滋賀県、奈良県のほか、残り2県はどことどこ？

と

7ページの解答 【4日目】野球ボール【6日目】①緑・縁②曖・昧③吐・息④千・里⑤秩・序

13日目

月　日

次の虫食いになっている四字熟語をお答えください。

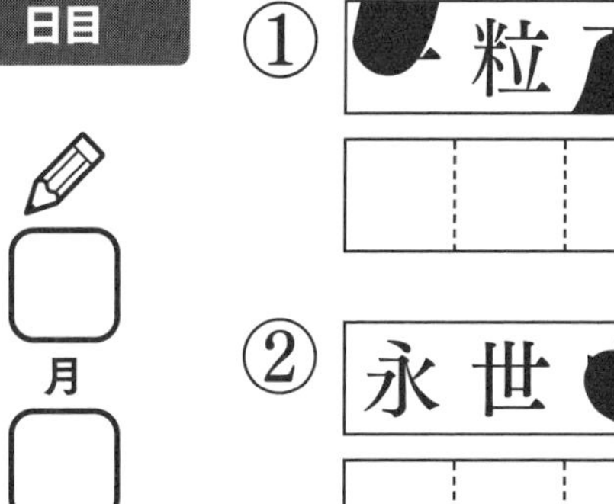

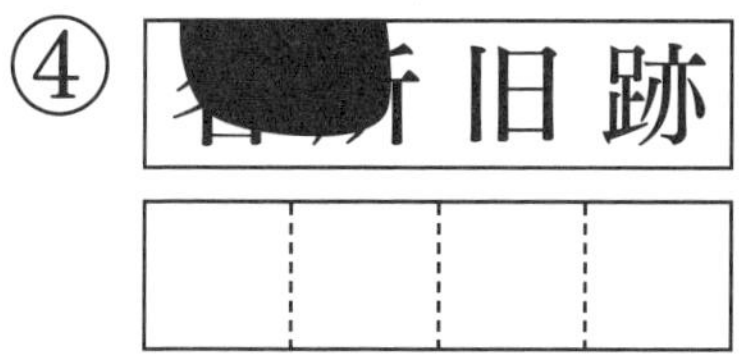

① □粒□倍

② 永世□□

③ 過□競□

④ □□旧跡

14日目

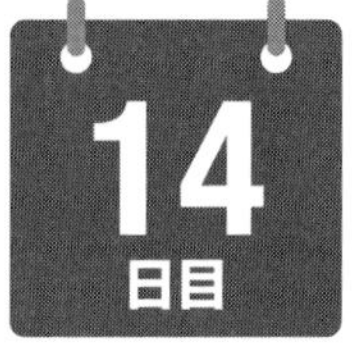

月　日

次の計算をしましょう。計算機は使わず、答えは算用数字で書いてください。

①よんじゅうごたすななじゅうはちたすごじゅうに ＝

②さんじゅうにたすはちじゅうはちひくろくじゅうさん ＝

③ごじゅうろくたすよんじゅうしちかけるはち ＝

④よんひゃくにじゅうひくひゃくよんひくにじゅうご ＝

15日目

月　日

（A）と（B）どちらのお金が多いでしょうか。

（A）

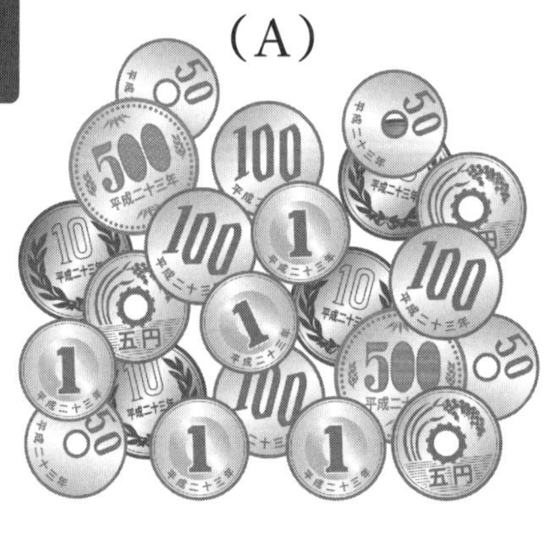

（B）

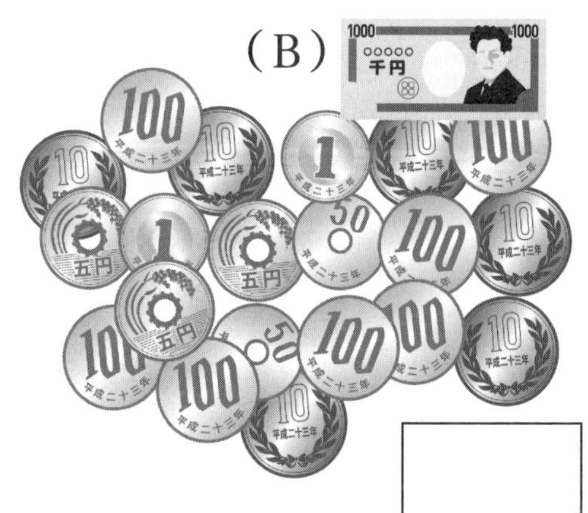

8ページの解答

【7日目】①39②57③47【8日目】菅原道真【9日目】（ア）

このページの解答は13ページ

16日目

□月□日

□にひらがなを入れてことわざを完成させてください。

①青菜に□□
②生き□□の目を抜く
③勝って□□□の緒を締めよ
④弘法にも□□の誤り
⑤立て□□に水
⑥敗軍の将は□□を語らず

17日目

□月□日

それぞれ何時何分かお答えください。

① ② ③

〈問題〉この時刻の38分後は？　この時刻の90分後は？　この時刻の110分前は？

□時□分　□時□分　□時□分

18日目

□月□日

□に漢字を入れて熟語を完成させてください。

①
切
途 □ 生
家

②
火
界 □ 町
見

9ページの解答

【10日目】①143②178③118④113【11日目】①あいきょう（あいぎょう・あいけい）②いがた③うぶや④ひな（ひよこ）⑤こしょう⑥しし⑦たび⑧ひのきぶたい【12日目】栃木県・岐阜県

このページの解答は**14**ページ

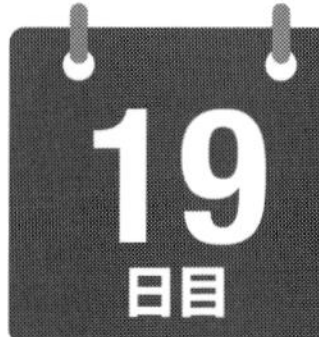

次の計算をしましょう。計算機は使わず、筆算か暗算でお答えください。

①51 + 91 + [　　] = 167

②36 + 31 + [　　] = 154

③18 + 16 + [　　] = 99

④29 + 43 + [　　] = 151

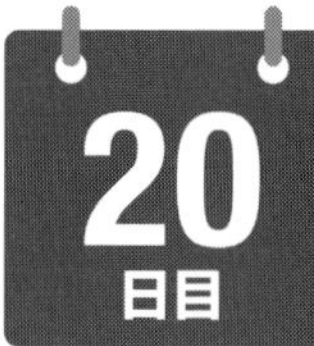

日本の古典文学にまつわる次の質問にお答えください。

現存する日本最古の書物である『古事記』は、イザナギ・イザナミなどの神話から始まり、日本の建国にまつわる伝承、歴代天皇の物語へと続いている。では『古事記』の最後に登場する天皇の名前は？

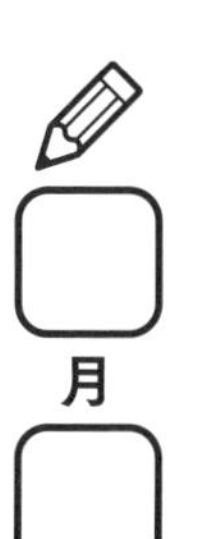

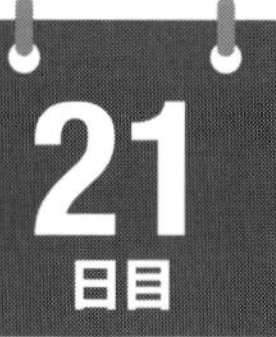

タテの列、ヨコの列、太線で囲まれたブロックに、それぞれ１～４の数字が一つずつ入ります。(ア)～(ウ)のマスに入った数字をお答えください。（解き方は５ページ参照）

1	(ア)		3
	2	(イ)	
2		4	
(ウ)	1		2

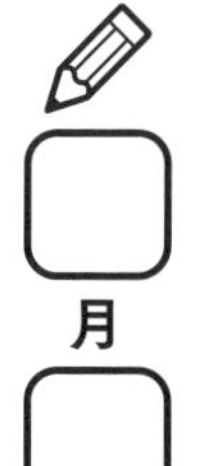

10ページの解答　【13日目】①一粒万倍②永世中立③過当競争④名所旧跡【14日目】①175②57③432④291【15日目】B

このページの解答は15ページ

22日目

月　日

下線を引いたひらがな部分を漢字に直してください。

①昔なじみのあいぼうが遊びに来てくれた。[　　　　]

②こばらがすいたのでお菓子をつまんだ。[　　　　]

③何かと面倒でせちがらい世の中である。[　　　　]

④子供たちが立派に成長し、喜びもひとしおである。[　　　　]

⑤たんせいな顔立ちで人気の俳優。[　　　　]

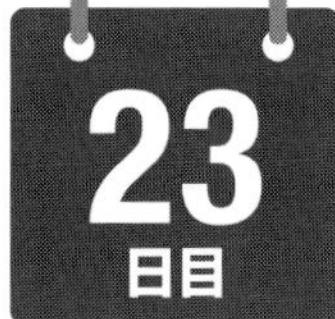

23日目

月　日

次のひらがなを見ておぼえてください。15秒たったら問題をかくして、紙に書いてください。
（位置もしっかりおぼえましょう）

①

もの	ひと	くち
きる	てん	えと

②

もん	かり	おに
はし	あめ	つる

24日目

月　日

□に漢字を入れて四字熟語を完成させてください。

① □□諾諾 …（ただ人の言葉にしたがってしまうこと）

② □冠□帯 …（昔の貴族や官僚の礼装のこと）

③ □□消沈 …（がっかりすること）

④ 異口□□ …（多くの人の考えなどが一致すること）

⑤ □□表示 …（心の中の思いを表明すること）

11ページの解答
【16日目】①しお②うま③かぶと④ふで⑤いた⑥へい【17日目】①6時33分②12時42分③12時37分【18日目】①一②下

次のサイコロの見えている3面の数字をたしてください。

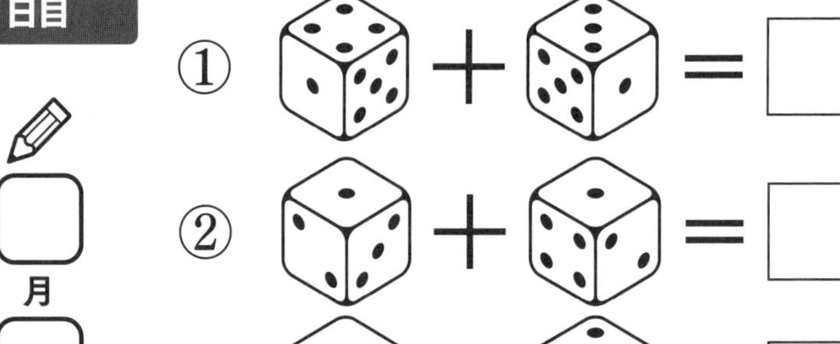

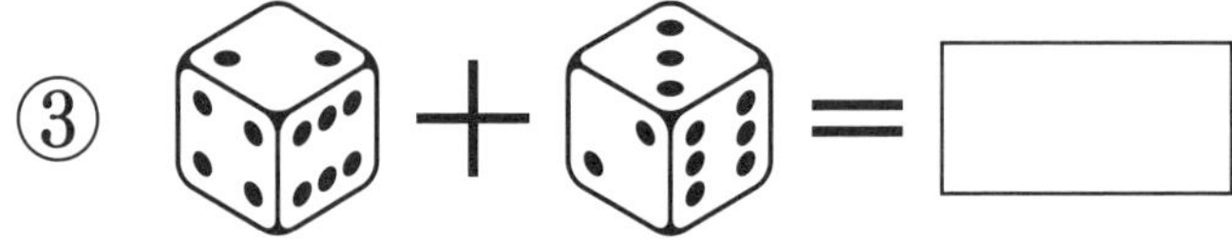

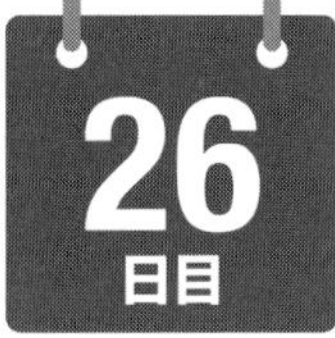

次の経歴・事績にあてはまる歴史上の人物の名前をお答えください。

江戸時代末期の長州藩士。海外密航を企て、アメリカ船に乗り込もうとしたが失敗。長州に送り返されて牢獄（ろうごく）に入れられるも、のちに松下村塾（しょうかそんじゅく）を開いて多くの門人を育てた。安政（あんせい）の大獄（たいごく）により死罪。

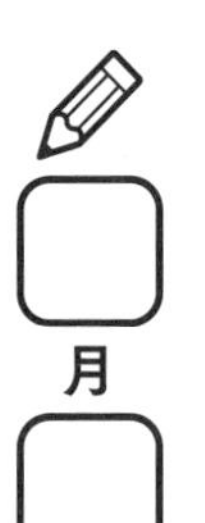

27日目

次の漢字の読み方を書いてください。

①相槌	[　　　]	⑤炬燵	[　　　]
②烏賊	[　　　]	⑥鰭	[　　　]
③蹄	[　　　]	⑦団子	[　　　]
④梯	[　　　]	⑧雲雀	[　　　]

12ページの解答

【19日目】①25②87③65④79【20日目】推古天皇
【21日目】（ア）4（イ）1（ウ）4

このページの解答は17ページ

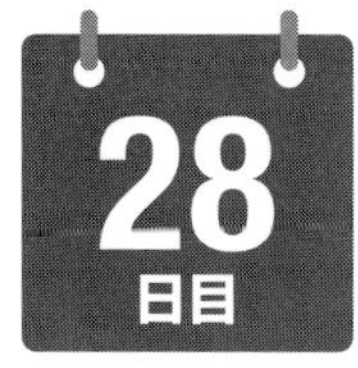

月　日

お金がいくらあるか計算しましょう。

①

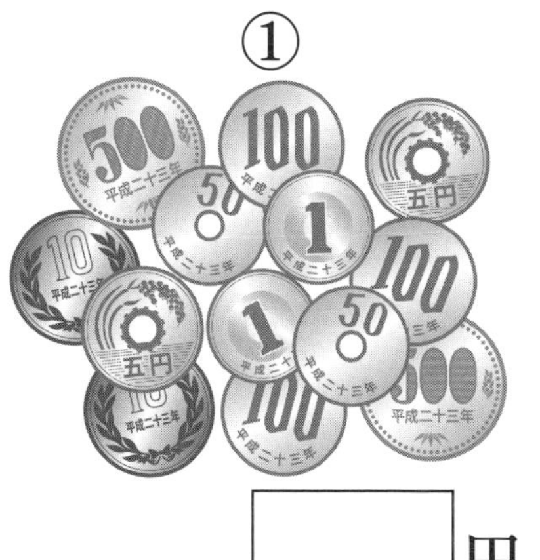

□円

②

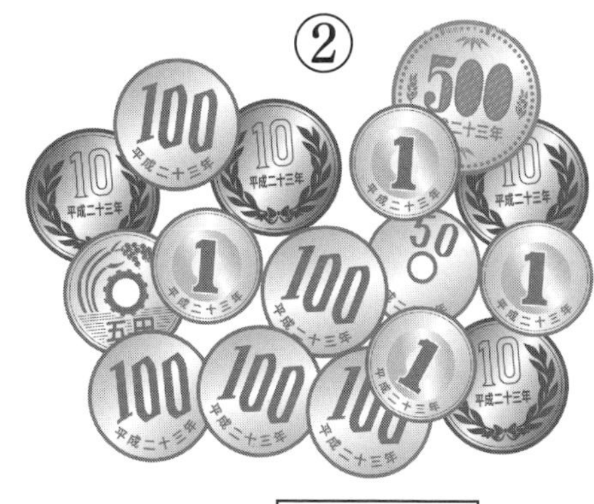

□円

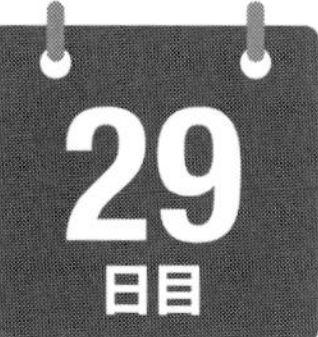

月　日

□に共通する部首は何ですか？

① □夆・□方・□粦

②

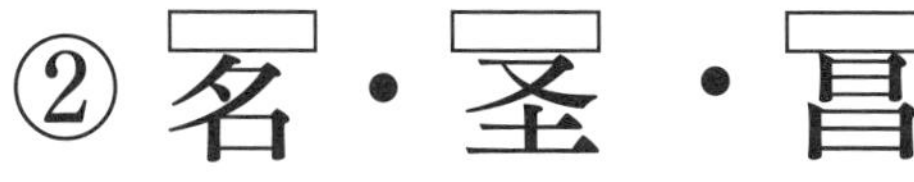

③

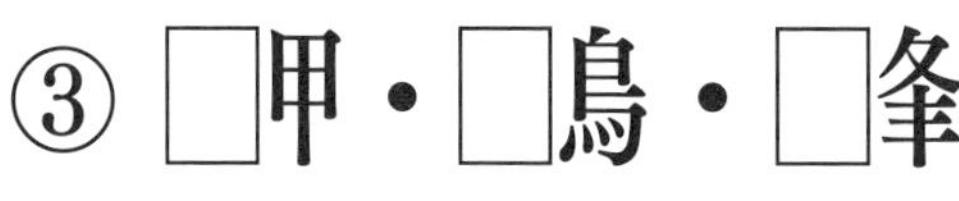

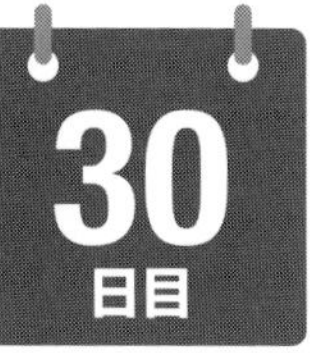

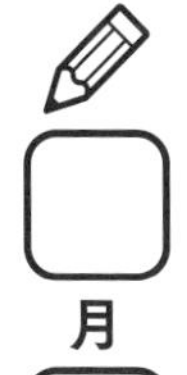

月　日

次の計算をしましょう。計算機は使わず、筆算か暗算でお答えください。

①96 ＋ 88 ＋ □ ＝ 257

②60 ＋ 83 ＋ □ ＝ 228

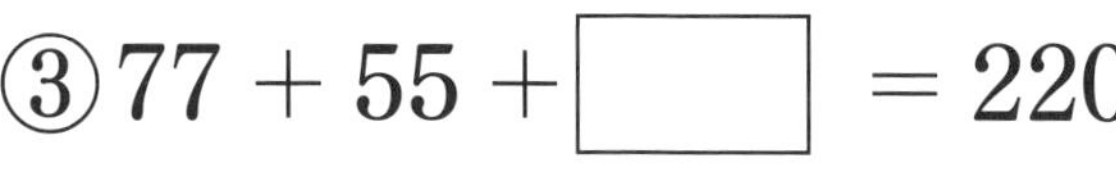

③77 ＋ 55 ＋ □ ＝ 220

④95 ＋ 35 ＋ □ ＝ 205

13ページの解答

【22日目】①相棒②小腹③世知辛④一入⑤端整
【24日目】①唯・唯（々）②衣・束③意・気④同・音⑤意・思

このページの解答は18ページ

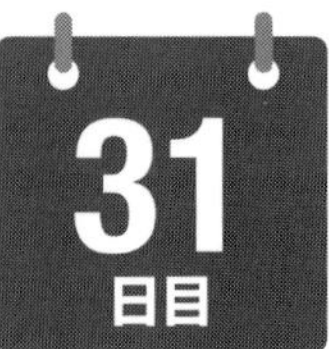

次の隣り合う六角形の中の数をたすと、上の六角形の数になります。空いている六角形にあてはまる数を書きましょう。

月　日

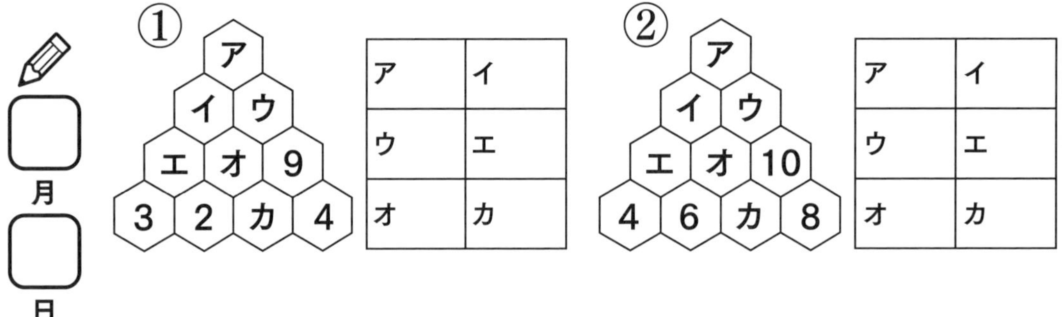

①

ア	イ
ウ	エ
オ	カ

②

ア	イ
ウ	エ
オ	カ

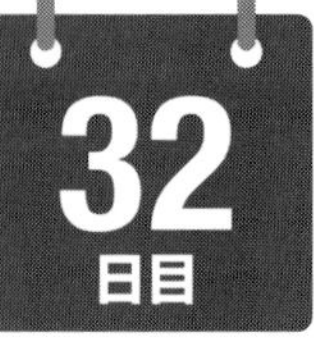

次の計算をしましょう。計算機は使わず、答えは算用数字で書いてください。

月　日

①ロクジュウサンカケルハチタスヒャクヨンジュウ ＝

②ハチジュウロクタスヨンジュウイチヒクロクジュウシチ ＝

③ニジュウキュウタスゴジュウロクカケルヨン ＝

④ナナヒャクハチヒクサンビャクゴタスゴジュウ ＝

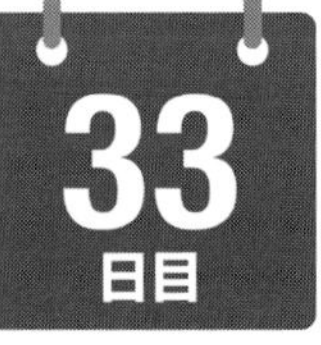

例を参考に、空欄にひらがなを入れてことわざ・慣用句を完成させてください。（言葉は時計回りに並んでいます）

月　日

〈例〉

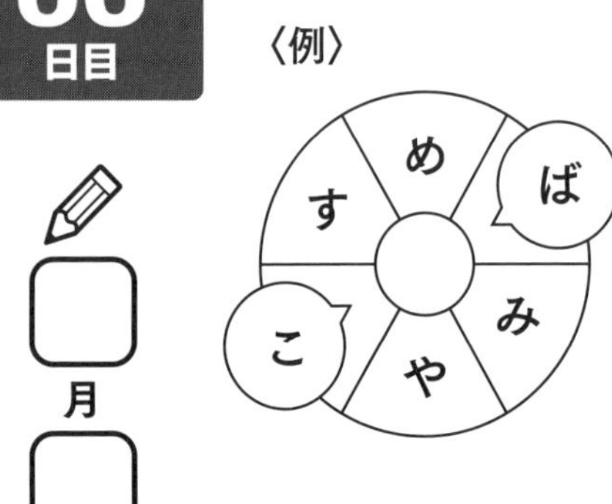

答＝すめばみやこ

①

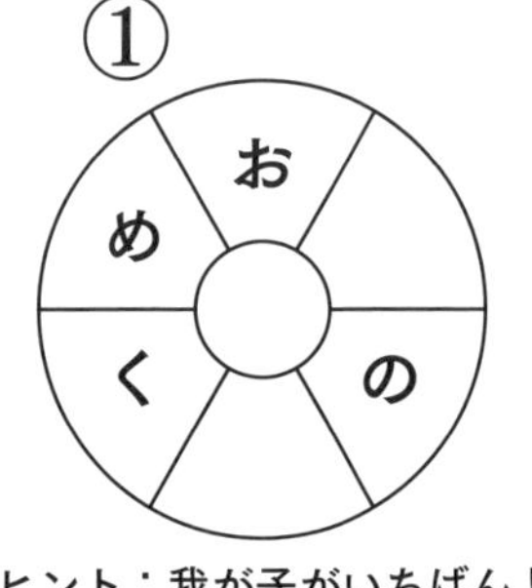

ヒント：我が子がいちばん！

②

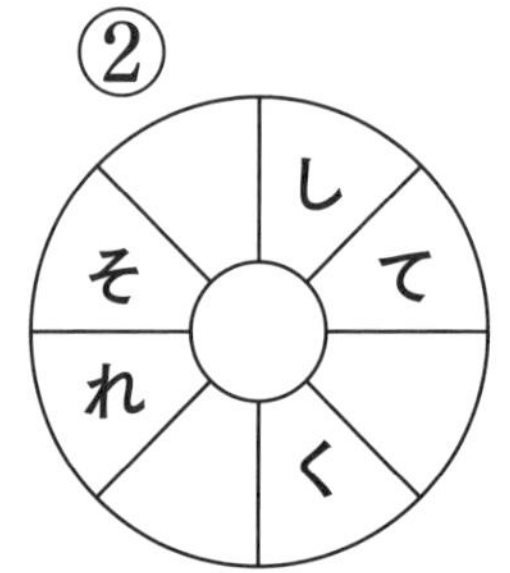

ヒント：ゆずった者が勝ち

14ページの解答

【25日目】①19②13③23【26日目】吉田松陰【27日目】①あいづち②いか③ひづめ④かけはし（はしご）⑤こたつ⑥ひれ⑦だんご⑧ひばり

このページの解答は19ページ

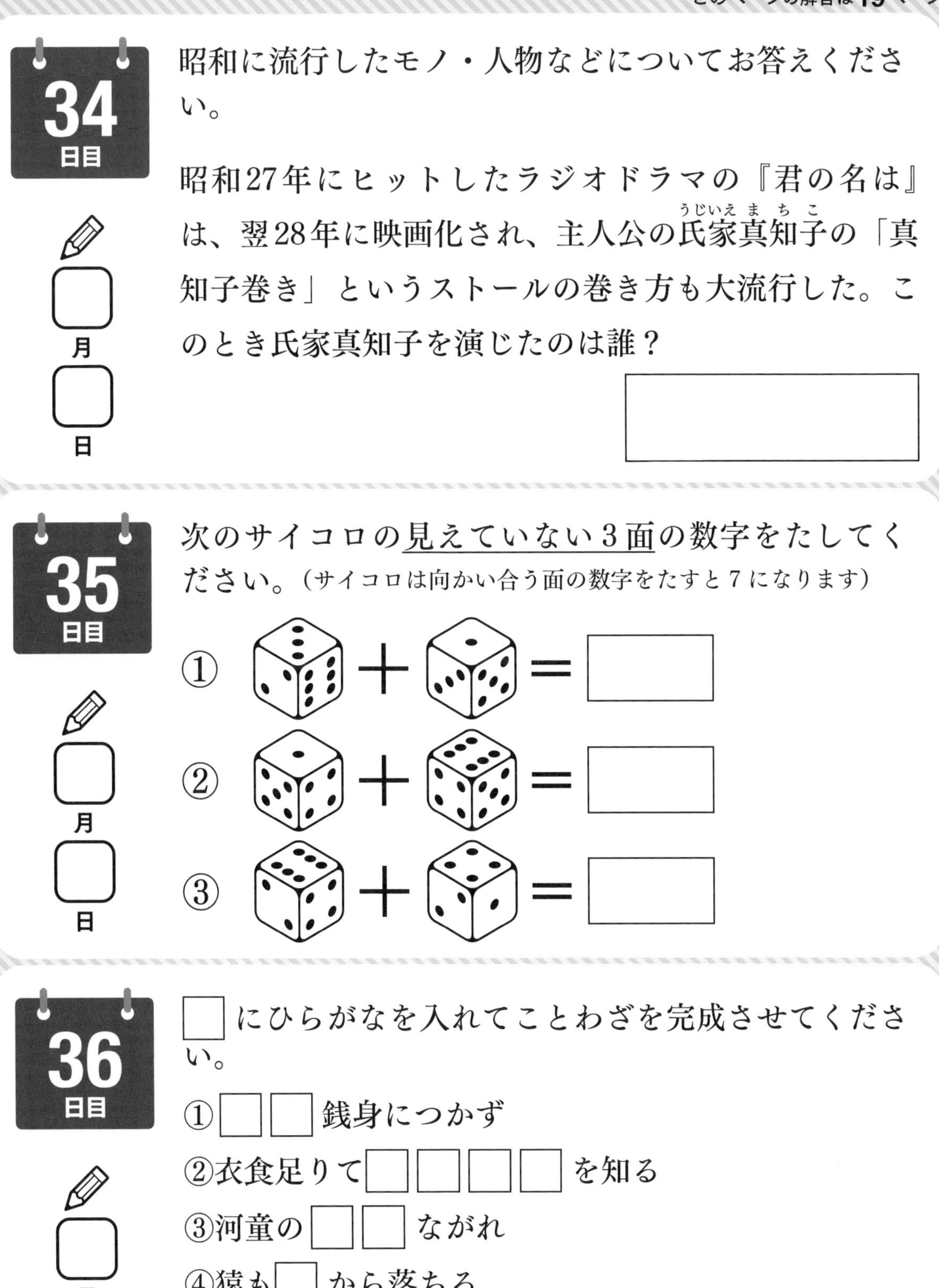

34日目

月　日

昭和に流行したモノ・人物などについてお答えください。

昭和27年にヒットしたラジオドラマの『君の名は』は、翌28年に映画化され、主人公の氏家真知子（うじいえまちこ）の「真知子巻き」というストールの巻き方も大流行した。このとき氏家真知子を演じたのは誰？

35日目

月　日

次のサイコロの見えていない3面の数字をたしてください。（サイコロは向かい合う面の数字をたすと7になります）

①　＋　＝

②　＋　＝

③　＋　＝

36日目

月　日

□にひらがなを入れてことわざを完成させてください。

①□□銭身につかず

②衣食足りて□□□□を知る

③河童の□□ながれ

④猿も□から落ちる

⑤鶴は千年□□は万年

⑥腹八分に□□□いらず

15ページの解答

【28日目】①1432円②1099円【29日目】①こざとへん②くさかんむり③やまへん【30日目】①73②85③88④75

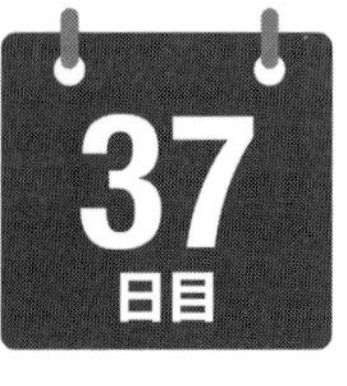

□に漢字を入れて熟語を完成させてください。

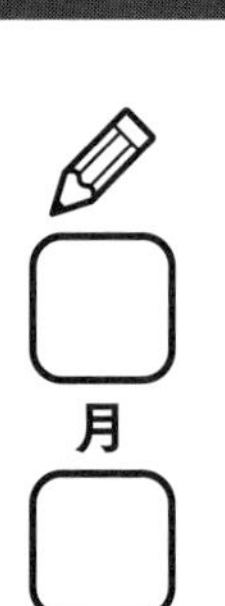

①

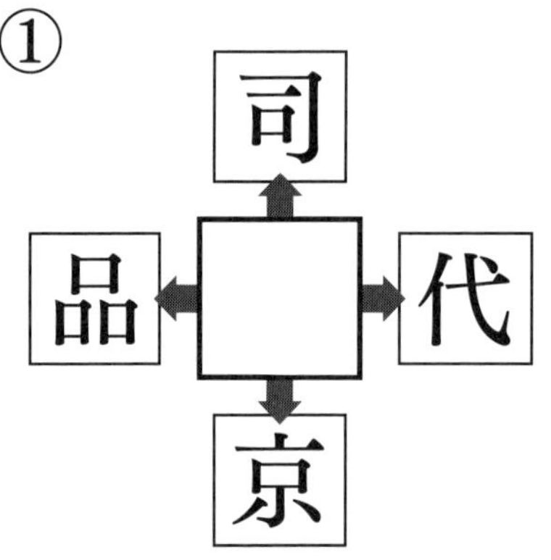

②

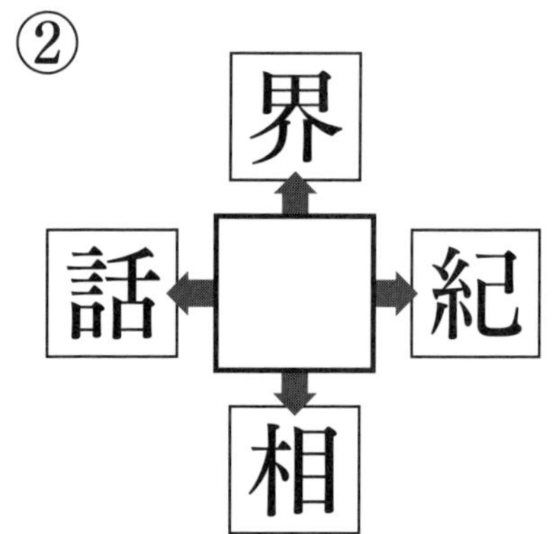

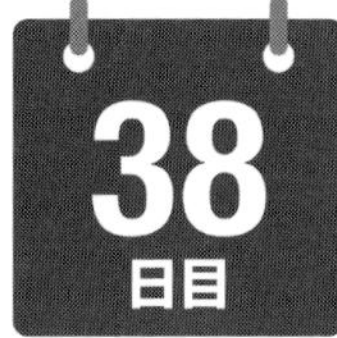

次の計算をしましょう。計算機は使わず、筆算か暗算でお答えください。

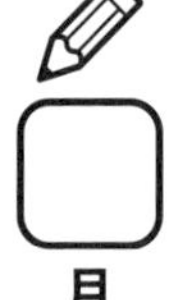

月

日

①28 + 73 − 65 = □

②59 + 43 − 77 = □

③63 + 67 − 80 = □

④14 + 92 − 58 = □

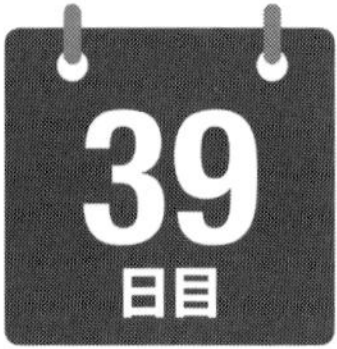

ひとつだけ異なる図形がまぎれこんでいます。見つけて「A–1」のように記号で答えてください。

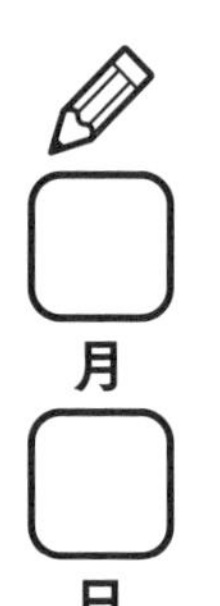

	1	2	3	4	5	6
A						
B						
C						
D						

□

16ページの解答　【31日目】①ア＝28　イ＝12　ウ＝16　エ＝5　オ＝7　カ＝5　②ア＝36　イ＝18　ウ＝18　エ＝10　オ＝8　カ＝2【32日目】①644②60③253④453【33日目】①おやのよくめ②そんしてとくとれ

40日目

月　日

下線を引いたひらがな部分を漢字に直してください。

①まだまだあおにさいだが、今後の成長が楽しみだ。［　　　　］
②私には学生時代からざゆうの書としている本がある。［　　　　］
③営業社員時代には毎週のようにせったいがあった。［　　　　］
④春の海ひねもすのたりのたり哉［　　　　］
⑤ふるさとの景色が目に浮かぶ。［　　　　］

41日目

月　日

それぞれ何時何分かお答えください。

①　②　③

〈問題〉この時刻の46分後は？　この時刻の80分前は？　この時刻の100分後は？

□時□分　□時□分　□時□分

42日目

月　日

たし算で計算しましょう。（計算方法は5ページ参照）

①

22	19	34

答

②

52	14	37

答

③

16	48	26

答

17ページの解答
【34日目】岸恵子（きしけいこ）【35日目】①22②17③23
【36日目】①あく②れいせつ③かわ④き⑤かめ⑥いしゃ

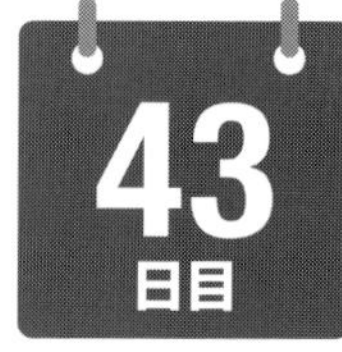

地理に関する次の問いにお答えください。

日本の都道府県でいちばん面積が広いのは北海道、いちばんせまいのは香川県である。では、２番目に広い都道府県と、２番目にせまい都道府県はどこ？

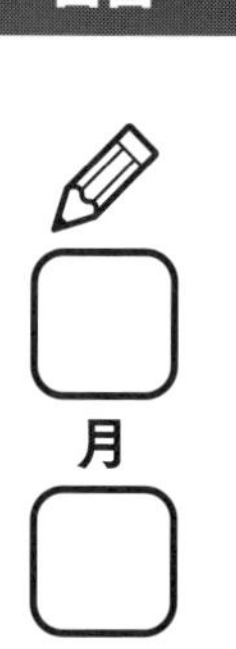

　　　と　　　

立方体のブロックを積み重ねた次の図形は、何個のブロックで構成されているでしょうか。（※積まれたブロックの下に空洞はありません）

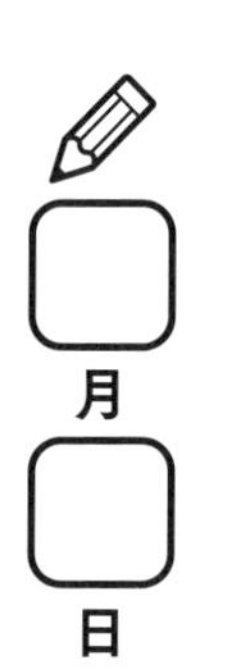

①

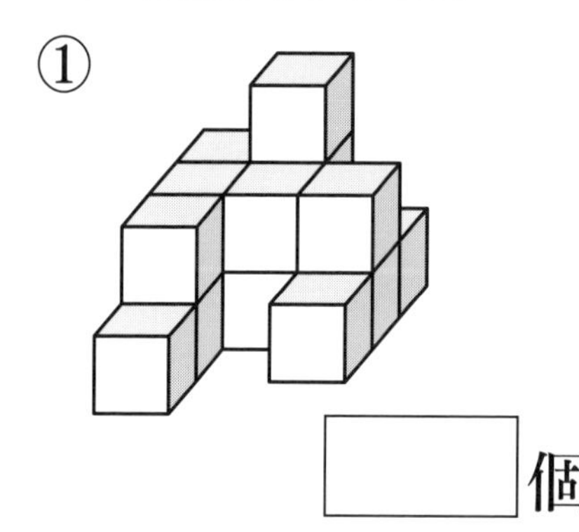

　　　個

②

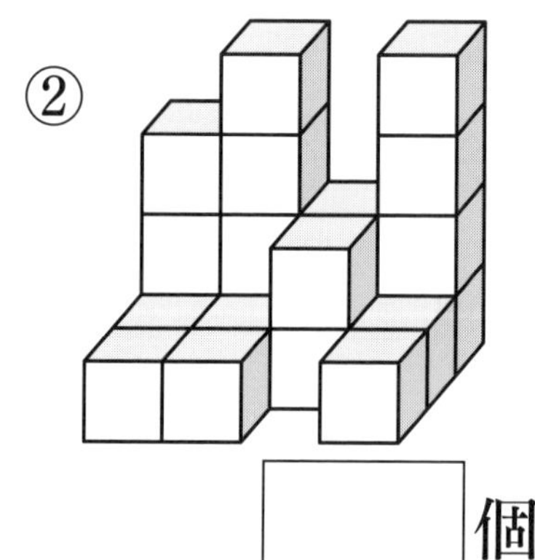

　　　個

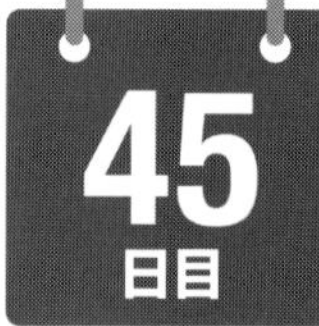

次のひらがなを見ておぼえてください。15秒たったら問題をかくして、紙に書いてください。
（位置もしっかりおぼえましょう）

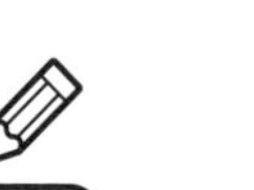

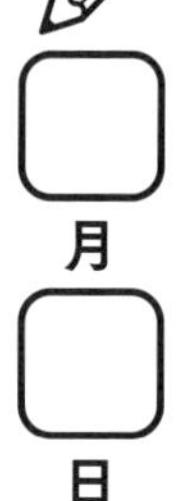

①

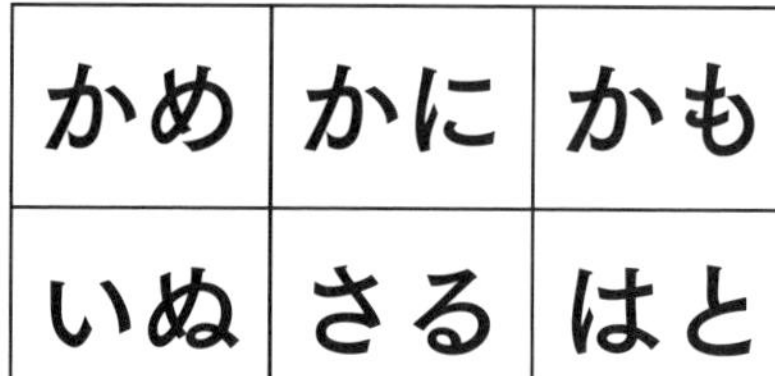

かめ	かに	かも
いぬ	さる	はと

②

くろ	いし	せん
つち	くま	おけ

18ページの解答
【37日目】①上②世【38日目】①36②25③50④48【39日目】C-3

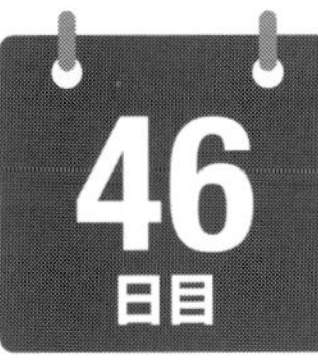

月　日

タテの列、ヨコの列、太線で囲まれたブロックに、それぞれ1～4の数字が一つずつ入ります。(ア)～(ウ)のマスに入った数字をお答えください。(解き方は5ページ参照)

(ア)			3
2		4	(イ)
	2	(ウ)	4
1		3	

47 日目

月　日

□に漢字を入れて四字熟語を完成させてください。

① 一□□心 …(一つのことに心を集中すること)

② 一言□□ …(事あるごとに自分の意見をいわないと気がすまない人)

③ 一□千□ …(待ち遠しいこと)

④ 一病□□ …(ひとつ持病があるほうがかえって長生きすること)

⑤ 一部□□ …(物事のいきさつの細かいことまで全部)

48 日目

月　日

(A)と(B)どちらのお金が多いでしょうか。

(A)

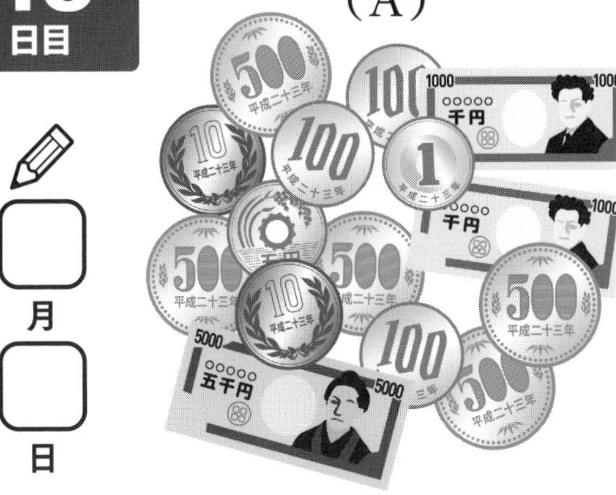

(B)

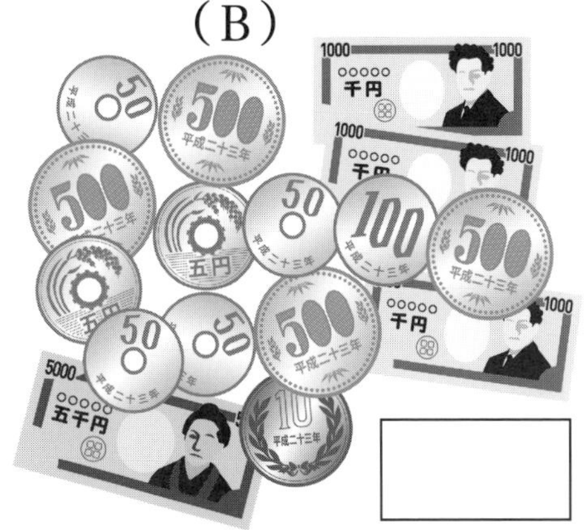

19ページの解答

【40日目】①青二才②座右③接待④終日⑤故郷(古里・故里)【41日目】①9時31分②9時1分③2時45分【42日目】①94②117③138

49日目

月　日

文字を並べ替えて正しい言葉を完成させてください。

①「かぎにぬく」（　　　　　）
ヒント：手応えなし

②「こにばねんこ」（　　　　　）
ヒント：価値なし

③「でみさらかびた」（　　　　　）
ヒント：自業自得

④「みにたたずいて」（　　　　　）
ヒント：名調子

50日目

月　日

折り紙を４つ折りにして一部を切り取りました。開いたとき、どんな形になっているでしょうか。①〜③の中から選んでください。

〈例〉４つ折りにして一部を切り取り、開くとこのようになります。

51日目

月　日

□に共通する部首は何ですか？

① □乎・□土・□犬

② □瓜・□玄・□単

③ □旦・□屋・□比

20ページの解答
【43日目】（広い）岩手県（せまい）大阪府【44日目】①16個②21個

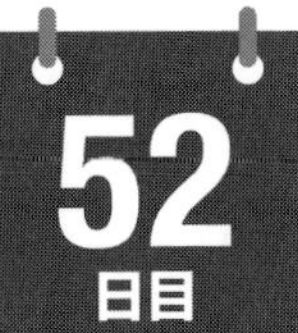

例を参考に、空欄にひらがなを入れてことわざ・慣用句を完成させてください。（言葉は時計回りに並んでいます）

〈例〉

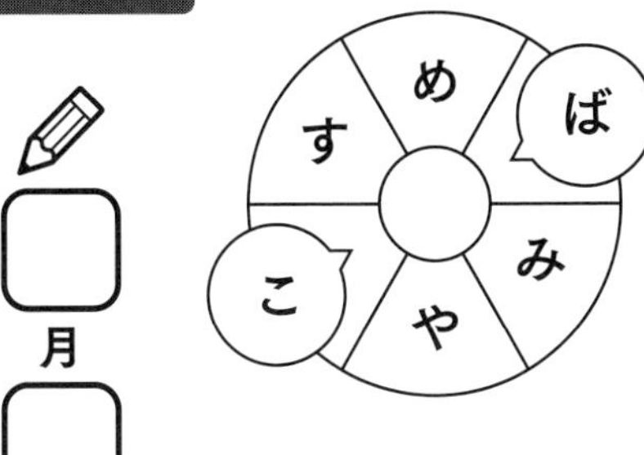

答＝すめばみやこ

①

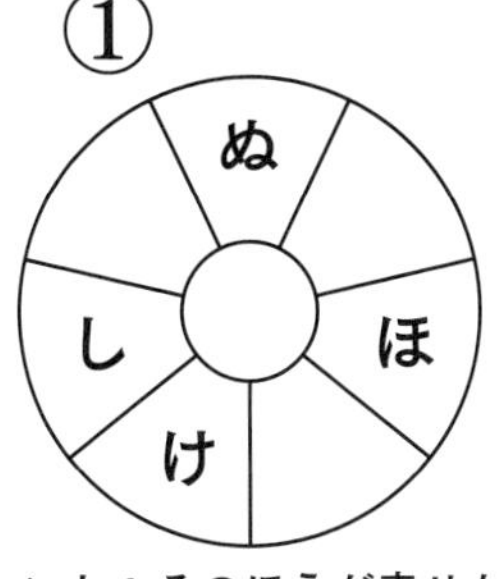

ヒント：そのほうが幸せかも

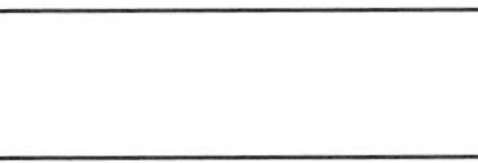

②

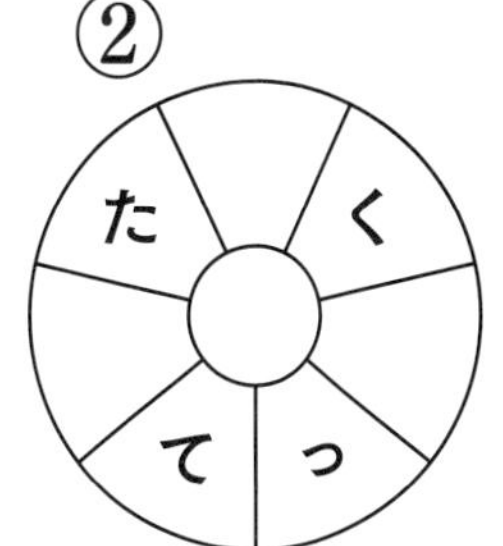

ヒント：いくら落ちぶれていても

月
日

53 日目

次の計算をしましょう。計算機は使わず、筆算か暗算でお答えください。

①31 ＋ 42 − 53 ＝

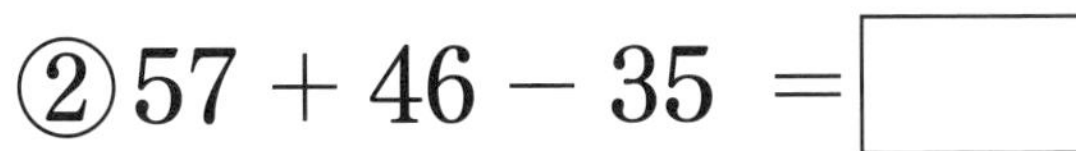

②57 ＋ 46 − 35 ＝

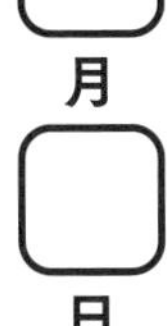

③79 ＋ 68 − 75 ＝

④24 ＋ 13 − 9 ＝

月
日

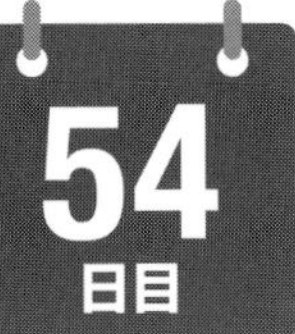

次の漢字の読み方を書いてください。

①阿吽 ［　　　］ ⑤河豚 ［　　　］

②生簀 ［　　　］ ⑥私淑 ［　　　］

③樵 ［　　　］ ⑦箪笥 ［　　　］

④庫裏 ［　　　］ ⑧木鐸 ［　　　］

月
日

21ページの解答

【46日目】（ア）4（イ）1（ウ）1【47日目】①意・専②居・士③日・秋④息・災⑤始・終【48日目】B

55日目

月　日

６種類のイラストが不規則に並んでいます。いちばん多いものはどれでしょうか？

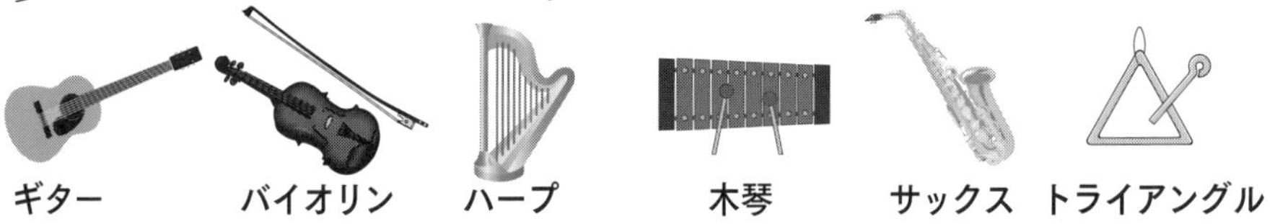

ギター　バイオリン　ハープ　木琴　サックス　トライアングル

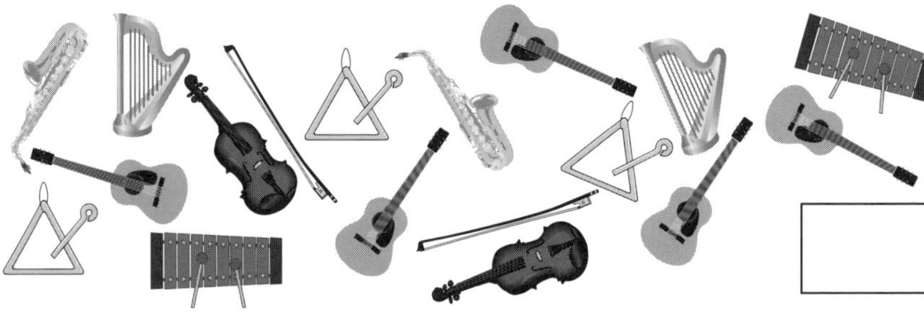

56日目

月　日

次の計算をしましょう。計算機は使わず、答えは算用数字で書いてください。

①三十五足す五十三足す百三十五 ＝

②三百四十二足す八百六十五 ＝

③千五十三引く六百六十足す百三十八 ＝

④六十二掛ける三十五引く千三百 ＝

57日目

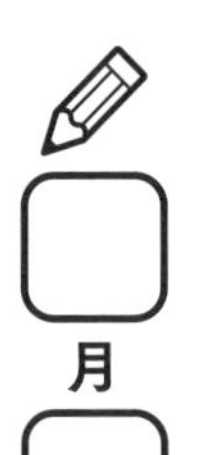

月　日

日本の古典文学にまつわる次の質問にお答えください。

日本最古の歌集である『万葉集』には、歴代天皇や貴族だけでなく、名もない一般大衆が詠んだ作品まで含めて、計4516首の和歌が収録されている。その主たる編者として伝わっているのは誰？

22ページの解答

【49日目】①ぬかにくぎ②ねこにこばん③みからでたさび④たていたにみず
【50日目】②【51日目】①くちへん②ゆみへん③てへん

58日目

いちばん重いのはどれでしょうか？

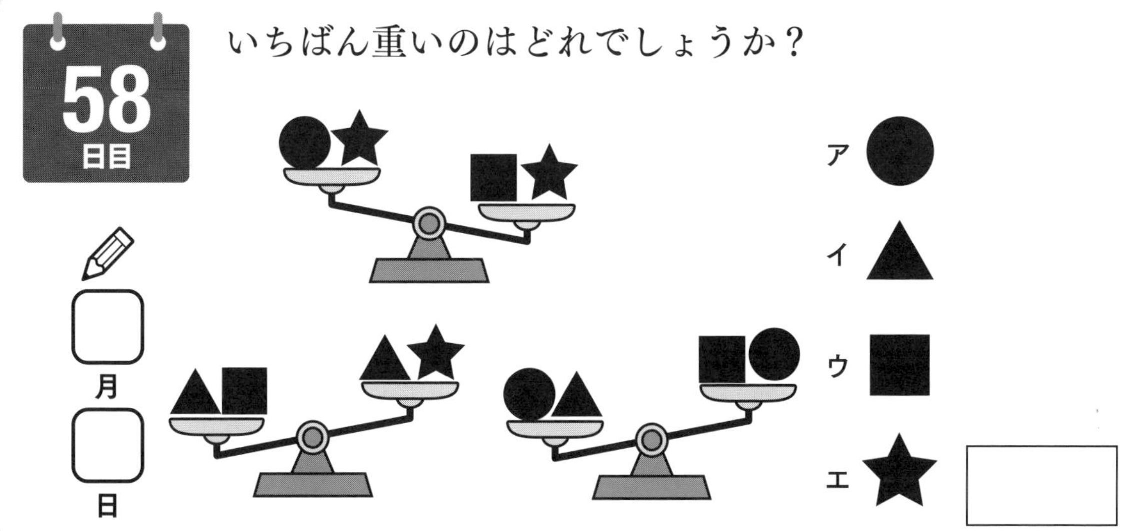

59日目

4つの漢字を組み合わせてできる「二字熟語」を答えてください。

〈例〉士＋音＋心＋心＝意志

①　幾＋戒＋木＋木＝［　　　　］

②　今＋言＋心＋己＝［　　　　］

③　木＋糸＋田＋吉＝［　　　　］

④　月＋月＋昜＋田＝［　　　　］

月　日

60日目

□に漢字を入れて熟語を完成させてください。

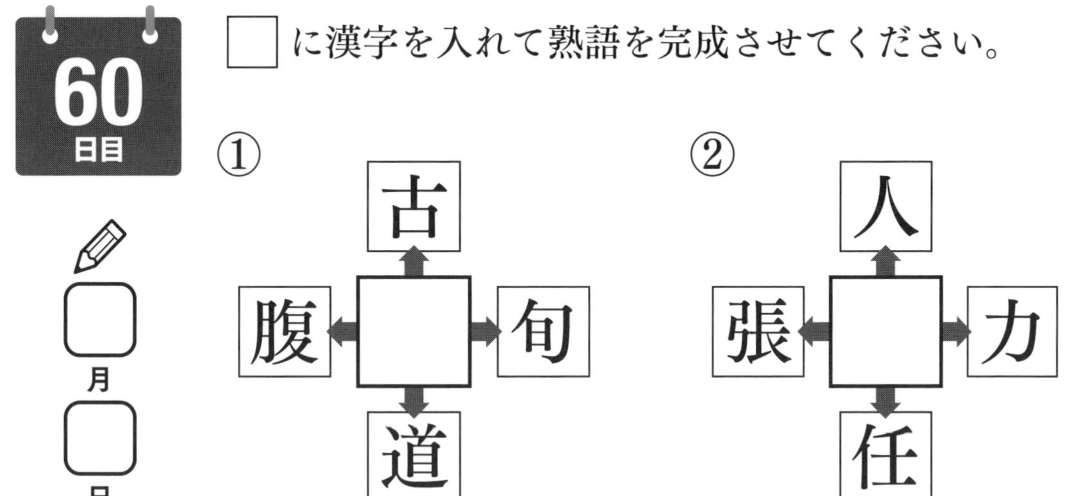

月　日

23ページの解答　【52日目】①しらぬがほとけ②くさってもたい【53日目】①20②68③72④28【54日目】①あうん②いけす③きこり④くり⑤ふぐ⑥ししゅく⑦たんす⑧ぼくたく

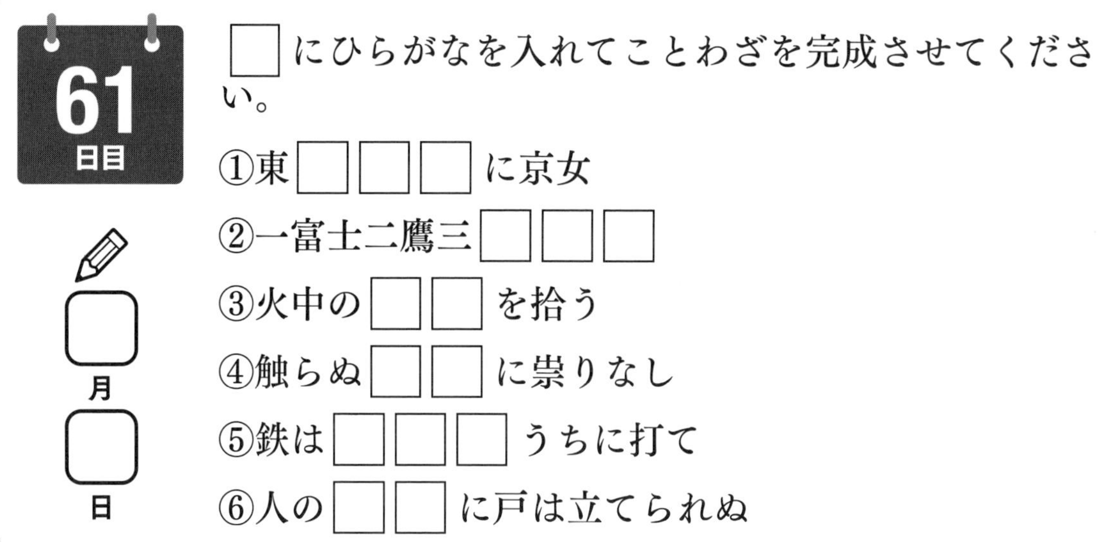

61日目

□にひらがなを入れてことわざを完成させてください。

①東□□□に京女

②一富士二鷹三□□□

③火中の□□を拾う

④触らぬ□□に祟りなし

⑤鉄は□□□うちに打て

⑥人の□□に戸は立てられぬ

月　日

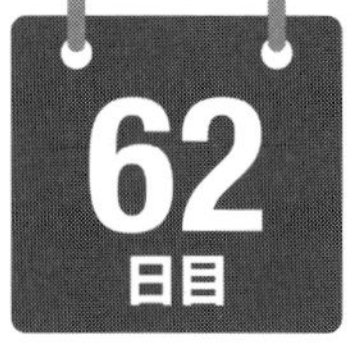

62日目

次の計算をしましょう。計算機は使わず、筆算か暗算でお答えください。

①66 ＋ 87 －□ ＝ 120

②29 ＋ 75 －□ ＝ 16

③45 ＋ 48 －□ ＝ 52

④98 ＋ 90 －□ ＝ 166

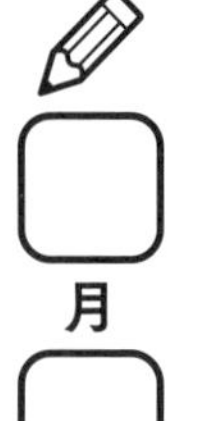

月　日

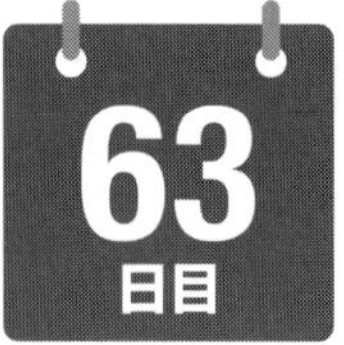

63日目

ひとつだけ異なる図形がまぎれこんでいます。見つけて「A−1」のように記号で答えてください。

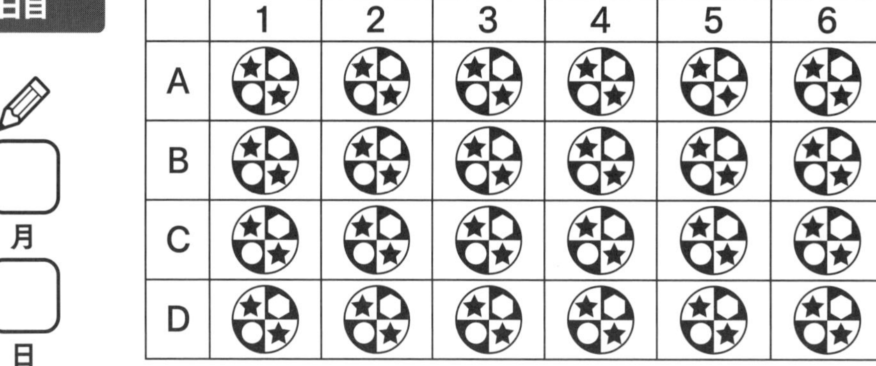

□

月　日

24ページの解答
【55日目】ギター【56日目】①223②1207③531④870
【57日目】大伴家持（おおとものやかもち）

64日目

月　日

下線を引いたひらがな部分を漢字に直してください。

①経験豊かな彼にとってはあさめしまえである。［　　　　］

②しくはっくしてようやく問題が解決した。［　　　　］

③今日はいよいよ大相撲のせんしゅうらくだ。［　　　　］

④若い頃はふうらいぼうのような生活だった。［　　　　］

⑤その言動は彼の性格をたんてきに表している。［　　　　］

65日目

月　日

ひき算で計算しましょう。（計算方法は5ページ参照）

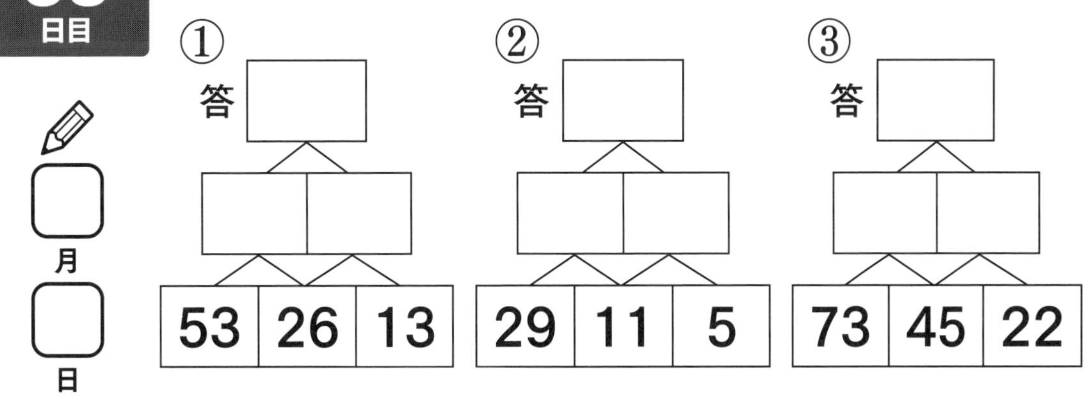

66日目

月　日

昭和に流行したモノ・人物などについてお答えください。

ハリウッドの大スターだったマリリン・モンローが昭和29年に初来日した際、東京国際空港でたいへんな歓迎を受けた。このとき一緒に来日したモンローの夫で、元メジャーリーグの野球選手の名前は？

［　　　　］

25ページの解答　【58日目】イ【59日目】①機械②記念③結果④胃腸【60日目】①中②主

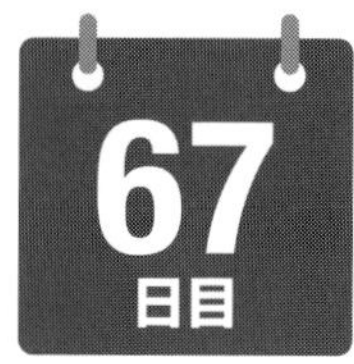

67日目

次のひらがなを見ておぼえてください。15秒たったら問題をかくして、紙に書いてください。
（位置もしっかりおぼえましょう）

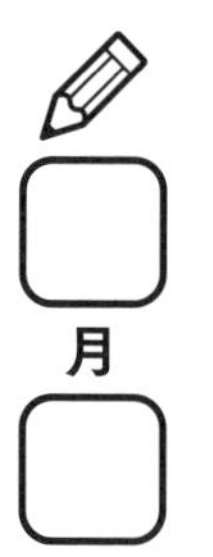

①

でし	ふぐ	はぎ
ふえ	あき	ふね

②

しか	むね	やど
とい	よく	すじ

68日目

□に漢字を入れて四字熟語を完成させてください。

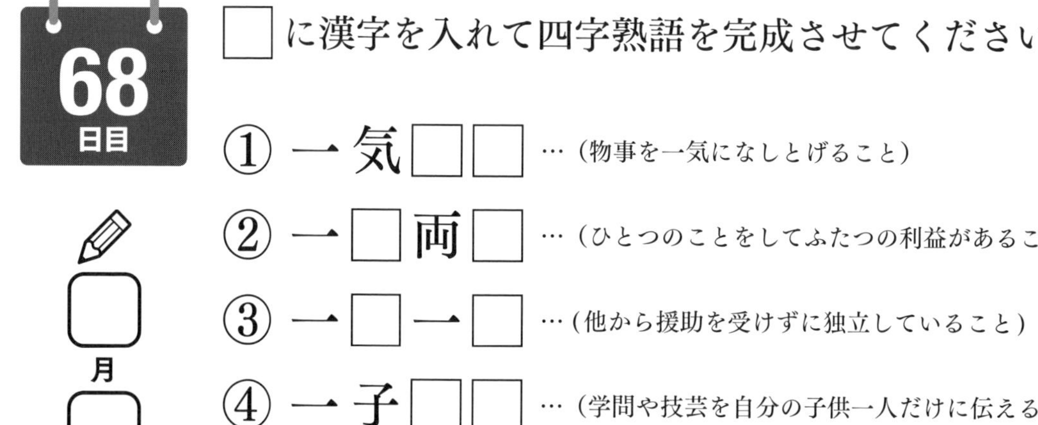

① 一気□□ …（物事を一気になしとげること）

② 一□両□ …（ひとつのことをしてふたつの利益があること）

③ 一□一□ …（他から援助を受けずに独立していること）

④ 一子□□ …（学問や技芸を自分の子供一人だけに伝えること）

⑤ 一触□□ …（少し触れただけですぐに爆発しそうな状態）

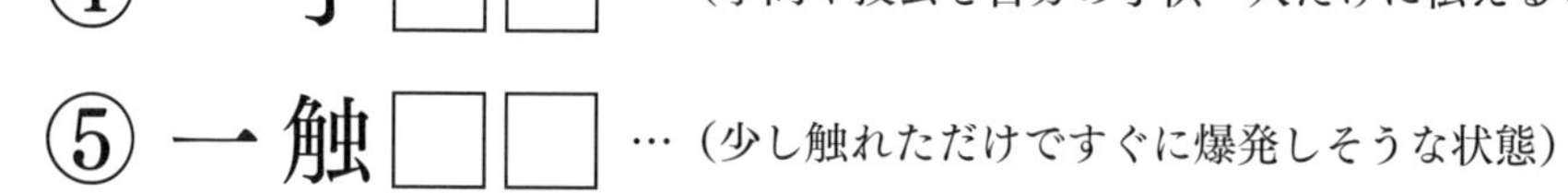

69日目

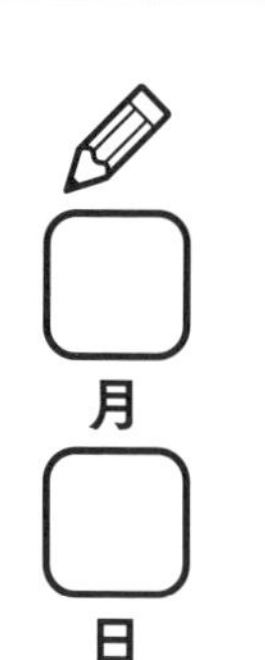

次の図形を左右反転させるとどうなるでしょうか。記号でお答えください。

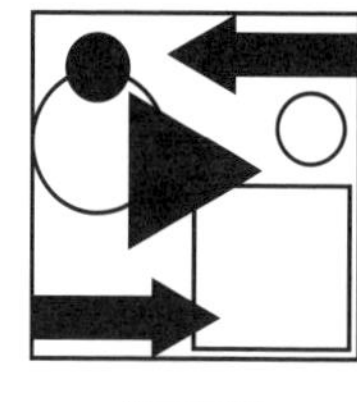

〈図形〉

（ア）

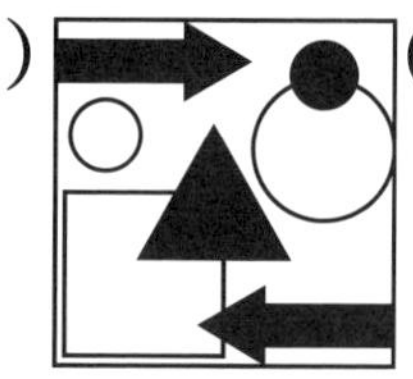

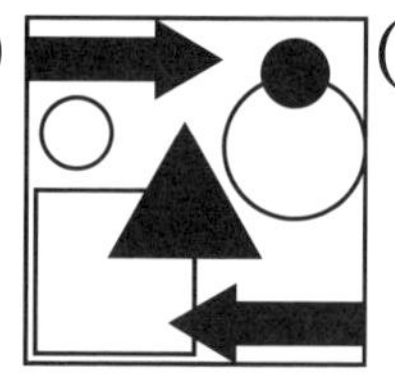

（イ）

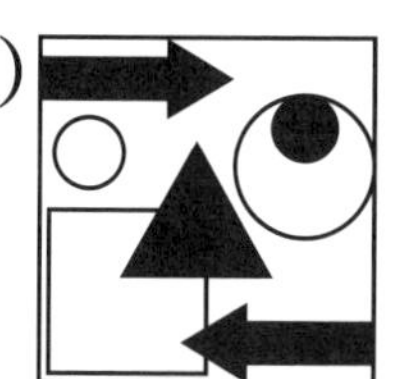

（ウ）

（エ）

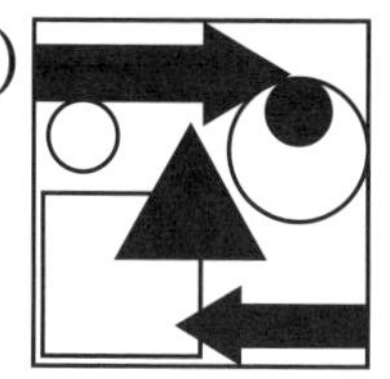

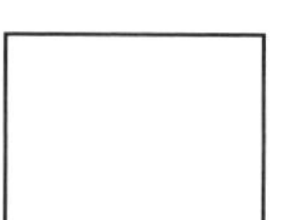

26ページの解答

【61日目】①おとこ②なすび③くり④かみ⑤あつい⑥くち
【62日目】①33②88③41④22【63日目】A-5

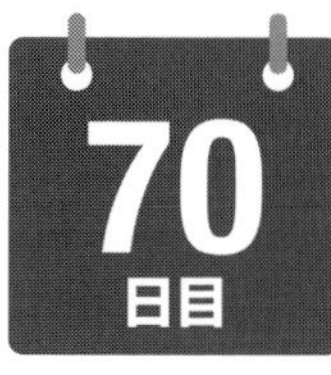

月

日

次の経歴・事績にあてはまる歴史上の人物の名前をお答えください。

幕末・明治維新の頃活躍した薩摩藩士（さつまはんし）。長州の木戸孝允（きどたかよし）と薩長連合を結び、王政復古を実現した。征韓論（せいかんろん）を唱えたが反対され下野（げや）。不平士族たちに担がれて西南（せいなん）戦争を戦うも敗れて自刃（じじん）した。

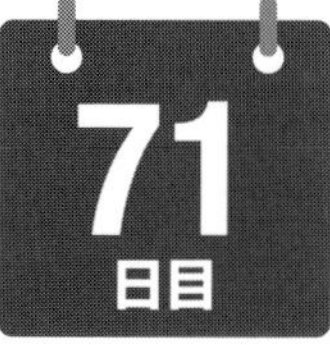

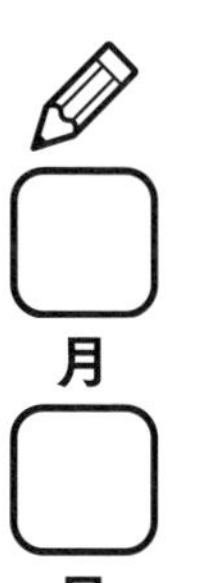

月

日

タテの列、ヨコの列、太線で囲まれたブロックに、それぞれ1～4の数字が一つずつ入ります。(ア)～(ウ)のマスに入った数字をお答えください。（解き方は5ページ参照）

4		3	
(ア)	2		1
	3		
1	(イ)	(ウ)	3

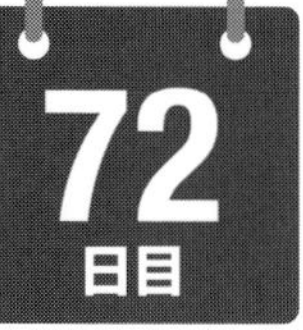

月

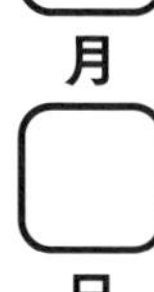

日

次の計算をしましょう。計算機は使わず、筆算か暗算でお答えください。

①$23 + 21 - \square = 9$

②$58 + 19 - \square = 52$

③$81 + 71 - \square = 63$

④$44 + 77 - \square = 88$

27ページの解答

【64日目】①朝飯前②四苦八苦③千秋（穐）楽④風来坊⑤端的
【65日目】①14②12③5【66日目】ジョー・ディマジオ

このページの解答は32ページ

73日目

□に同じ漢字を入れて三字熟語を完成させてください。

① □邪鬼・韋駄□・有頂□

② □家言・□辺倒・間□髪

③ □御所・□雑把・□袈裟

月　日

74日目

例を参考に、空欄にひらがなを入れてことわざ・慣用句を完成させてください。（言葉は時計回りに並んでいます）

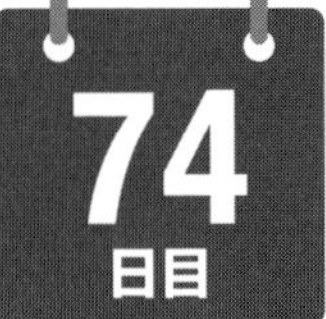

〈例〉

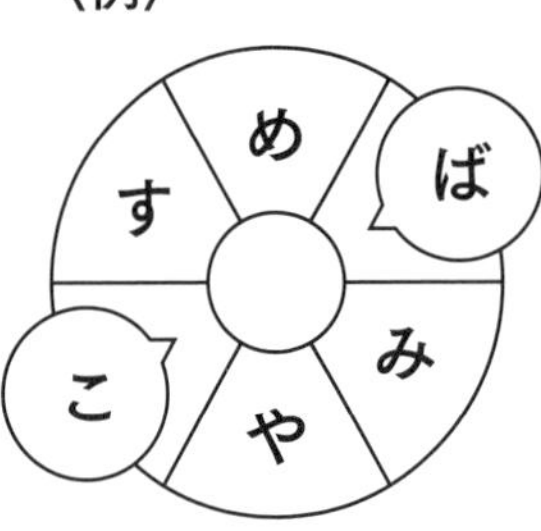

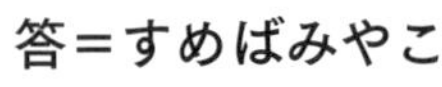

答＝すめばみやこ

①

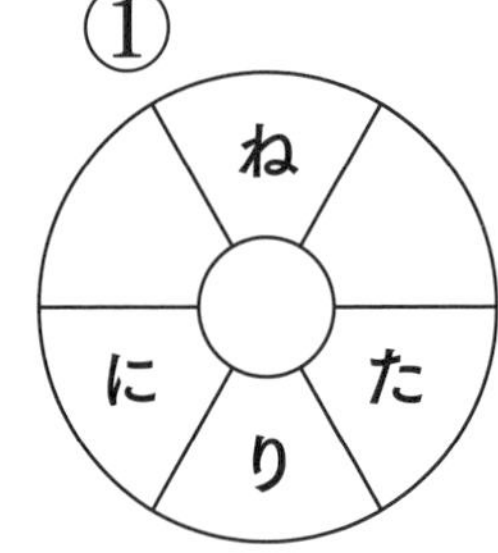

ヒント：これは都合がいい！

②

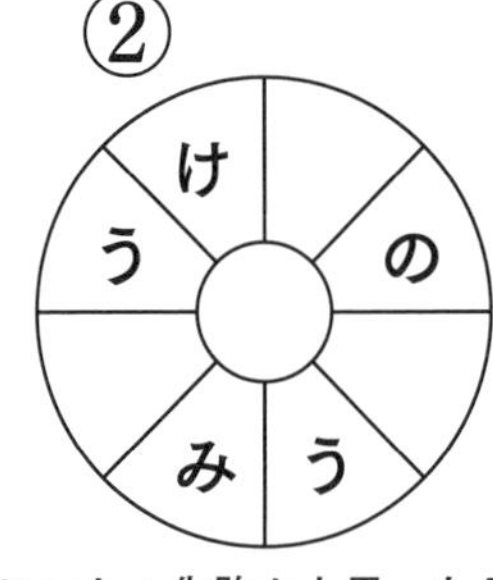

ヒント：失敗かと思ったら…

月　日

75日目

4つの漢字を組み合わせてできる「二字熟語」を答えてください。

〈例〉士＋音＋心＋心＝意志

① 田＋交＋木＋力＝［　　　］

② 子＋言＋女＋平＝［　　　］

③ 次＋各＋木＋貝＝［　　　］

④ 田＋目＋各＋少＝［　　　］

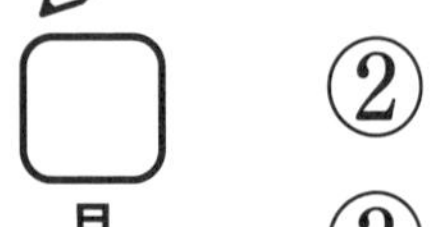

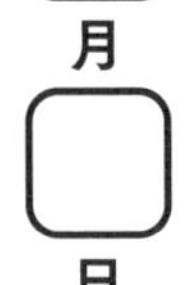

月　日

28ページの解答　【68日目】①呵・成②挙・得③国・城④相・伝⑤即・発【69日目】（ウ）

76日目

隣り合う六角形の中の数をたすと、上の六角形の数になります。空いている六角形にあてはまる数を書きましょう。

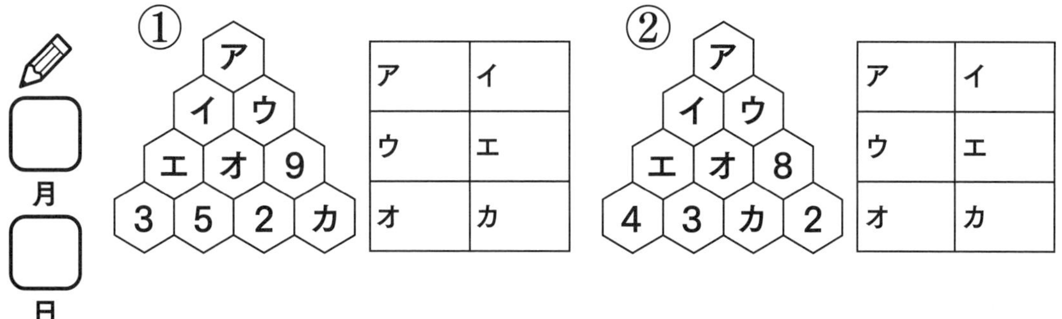

月　日

77日目

次の漢字の読み方を書いてください。

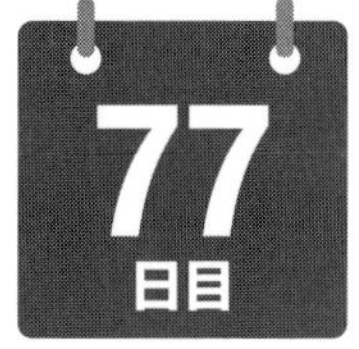

①屏風 [　　]
②諍い [　　]
③閏年 [　　]
④玄人 [　　]
⑤山椒 [　　]
⑥釈迦 [　　]
⑦中庸 [　　]
⑧行灯 [　　]

月　日

78日目

□に共通する部首は何ですか？

① □冘・□忩・□恵

② □京・□付・□念

③ 夹□・予□・元□

月　日

29ページの解答
【70日目】西郷隆盛（さいごうたかもり）（南洲（なんしゅう）・吉之助（きちのすけ））【71日目】（ア）3（イ）4（ウ）2
【72日目】①35②25③89④33

このページの解答は34ページ

□に漢字を入れて熟語を完成させてください。

①

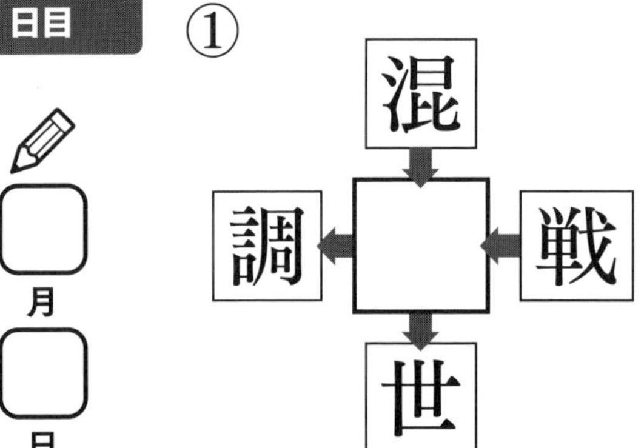

②

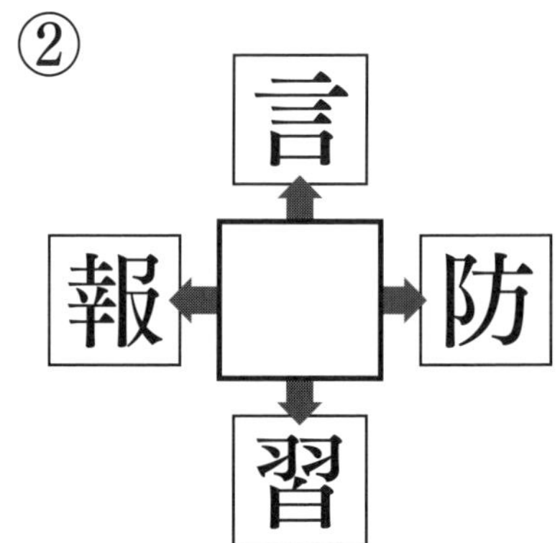

月

日

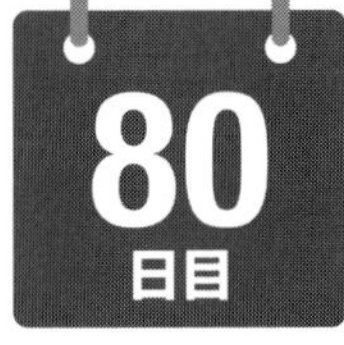

次の計算をしましょう。計算機は使わず、筆算か暗算でお答えください。

①$38 \times 5 =$ □

②$23 \times 7 =$ □

③$52 \times 3 =$ □

④$73 \times 4 =$ □

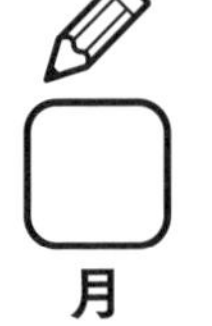

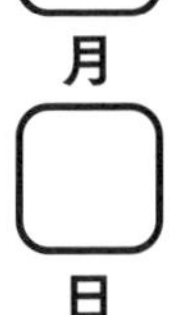

81日目

それぞれ何時何分かお答えください。

①

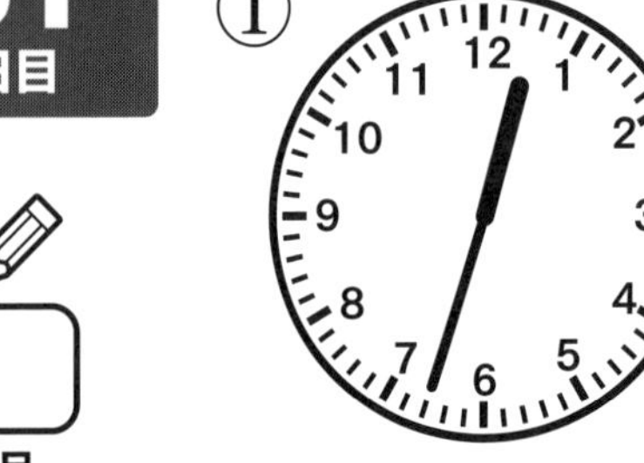

②

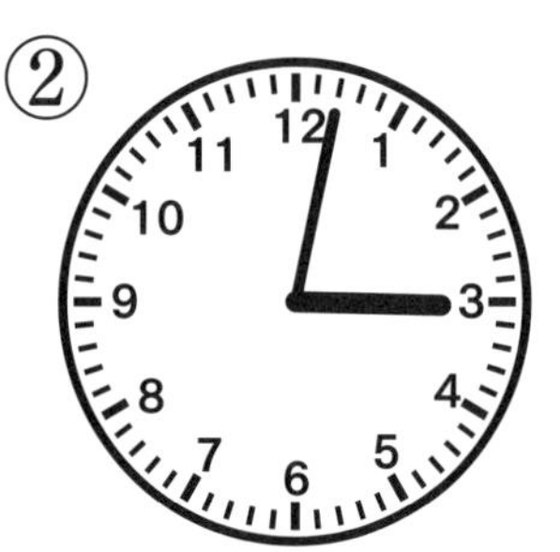

③

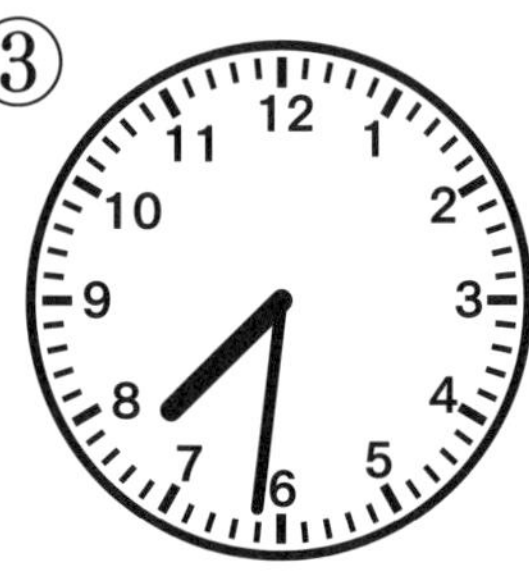

月

日

〈問題〉この時刻の180分後は？ この時刻の59分後は？ この時刻の72分前は？

□時□分 □時□分 □時□分

30ページの解答

【73日目】①天②一③大【74日目】①わたりにふね②けがのこうみょう
【75日目】①効果②好評③資格④省略

82日目

月 日

下線を引いたひらがな部分を漢字に直してください。

①あの方にはいっしゅくいっぱんの恩義がある。［　　　　］

②そのような結論に至ったのはしごく当然である。［　　　　］

③昭和の映画スターはまさにせんりょうやくしゃだった。［　　　　］

④「まごにも衣装」とはよくいったものだ。［　　　　］

⑤思いもかけない出来事が続き、心はちぢに乱れた。［　　　　］

83日目

月 日

お金がいくらあるか計算しましょう。

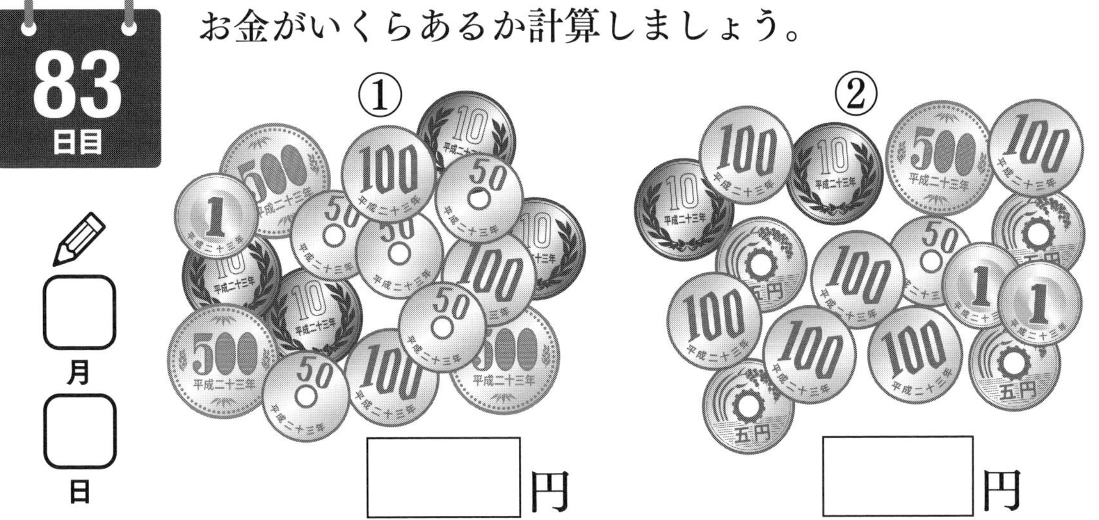

①　　円　　②　　円

84日目

月 日

次の虫食いになっている四字熟語をお答えください。

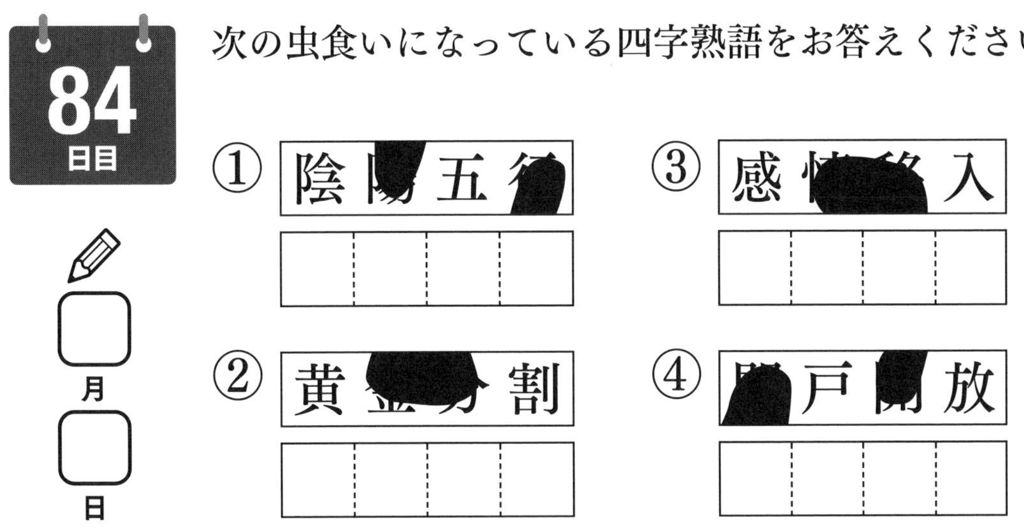

31ページの解答
【76日目】①ア＝31　イ＝15　ウ＝16　エ＝8　オ＝7　カ＝7　②ア＝33　イ＝16　ウ＝17　エ＝7　オ＝9　カ＝6【77日目】①びょうぶ②いさか③うるうどし④くろうと⑤さんしょう⑥しゃか⑦ちゅうよう⑧あんどん【78日目】①みみへん②うお（さかな）へん③おおがい

次のひらがなを見ておぼえてください。15秒たったら問題をかくして、紙に書いてください。
（位置もしっかりおぼえましょう）

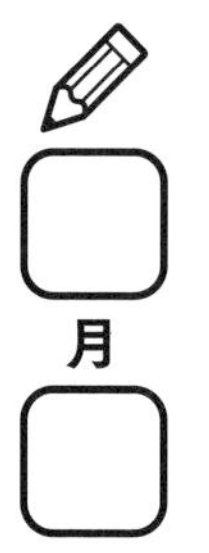

①

しち	ゆみ	ひげ
みず	ねこ	へび

②

つゆ	かね	しか
けん	かわ	つめ

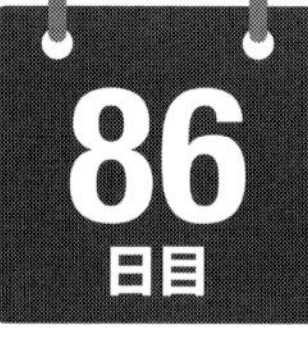

次のサイコロの見えている3面の数字をたしてください。

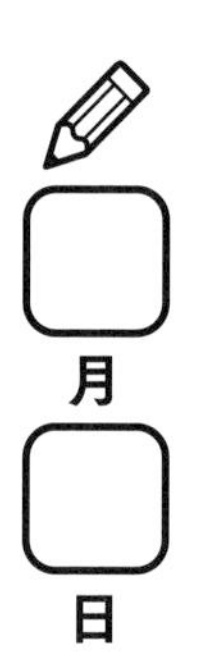

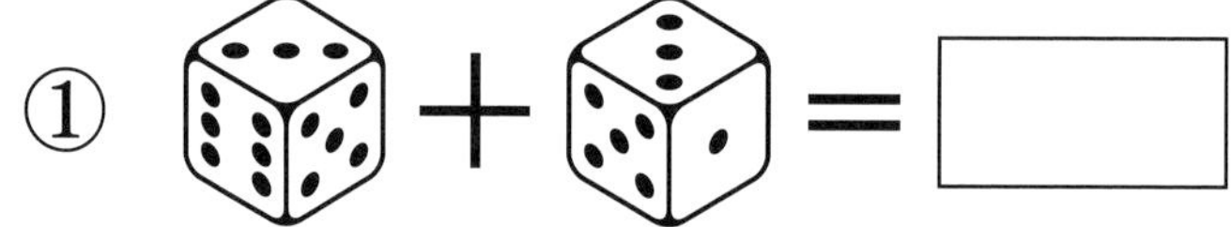

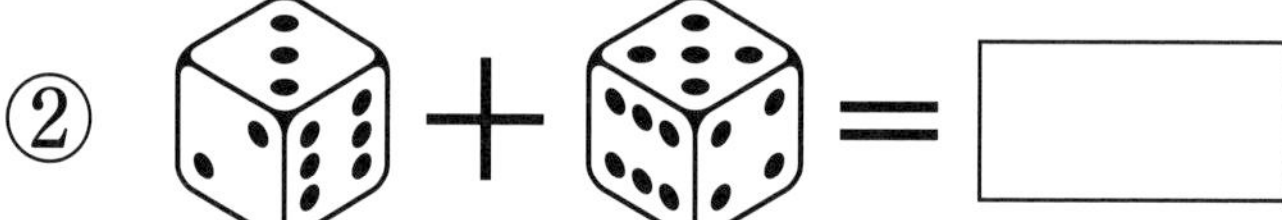

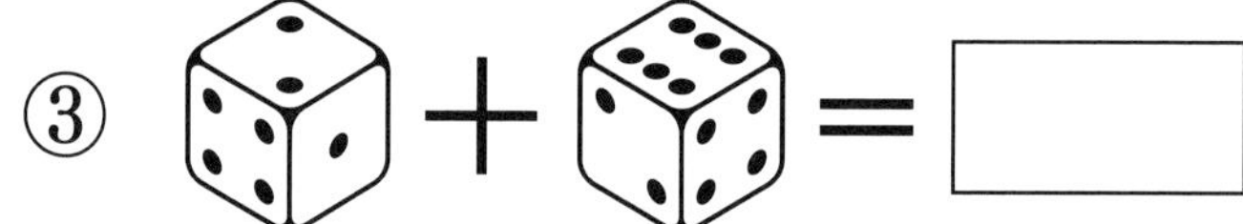

87
日目

□に漢字を入れて四字熟語を完成させてください。

月
日

① 因□応□ …（過去の因縁に応じて結果が生じること）

② □往□往 …（秩序を乱して混乱するさま）

③ □□登仙 …（仙人になって天に登ること。転じて、酒に酔ってよい気分になること）

④ □象□象 …（価値のない雑多な物や人のこと）

⑤ 疑□暗□ …（なんでもないことまで疑わしく感じること）

32ページの解答
【79日目】①乱②予【80日目】①190②161③156④292
【81日目】①3時33分②4時1分③6時19分

折り紙を４つ折りにして一部を切り取りました。開いたとき、どんな形になっているでしょうか。①～③の中から選んでください。

〈例〉４つ折りにして一部を切り取り、開くとこのようになります。

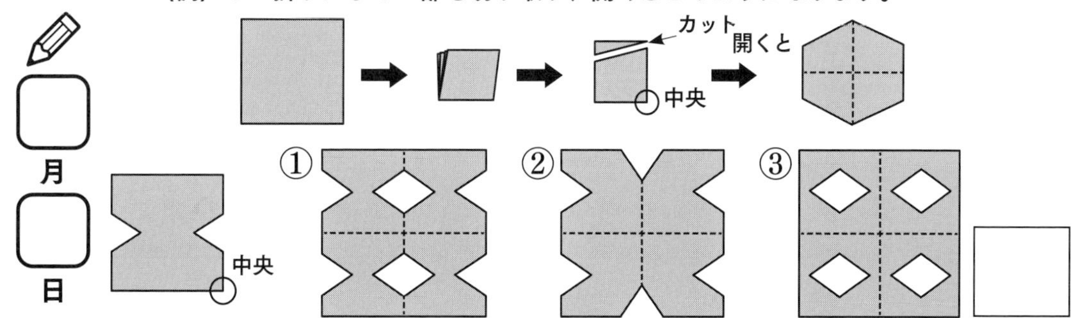

月　日

ひき算で計算しましょう。（計算方法は５ページ参照）

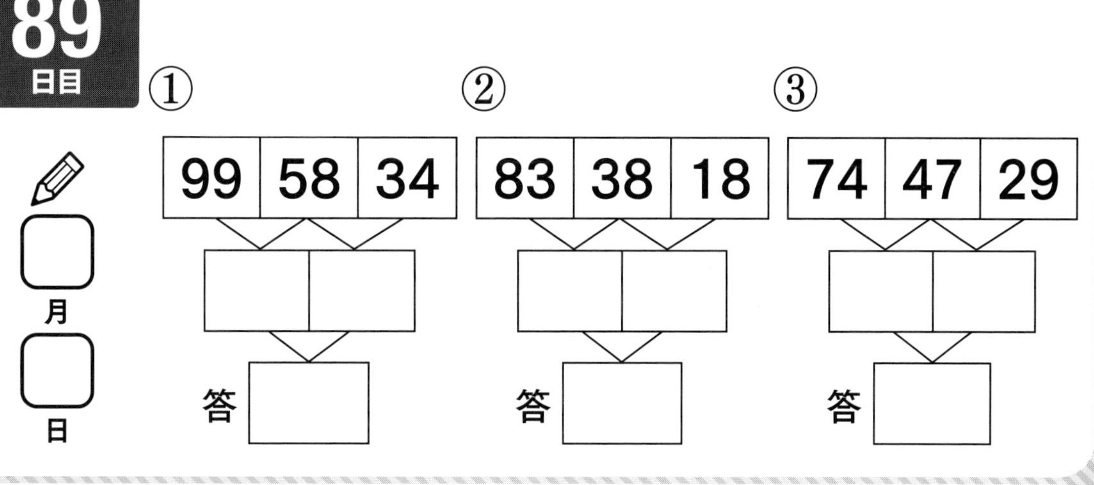

月　日

90日目

地理に関する次の問いにお答えください。

隣接する都道府県の数が最も多いのは長野県で、計８県と接している。群馬県、埼玉県、新潟県、山梨県、岐阜県、静岡県のほか、残り２県はどことどこ？

［　　　］と［　　　］

月　日

33ページの解答
【82日目】①一宿一飯②至極③千両役者④馬子⑤千々【83日目】①2091円②1192円【84日目】①陰陽五行②黄金分割③感情移入④門戸開放

このページの解答は38ページ

例を参考に、空欄にひらがなを入れてことわざ・慣用句を完成させてください。（言葉は時計回りに並んでいます）

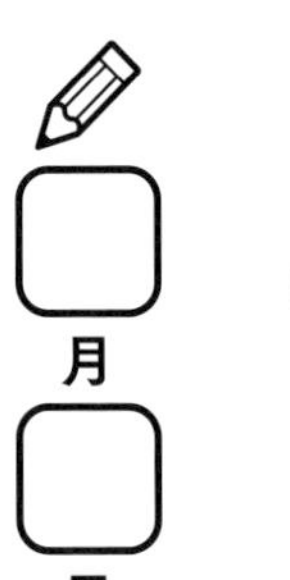

〈例〉

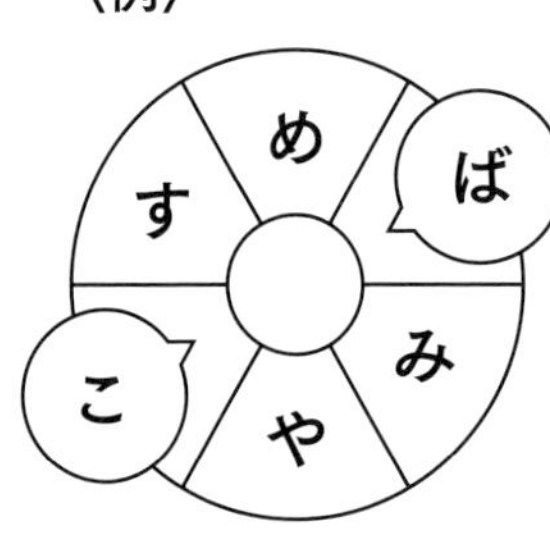

答＝すめばみやこ

①

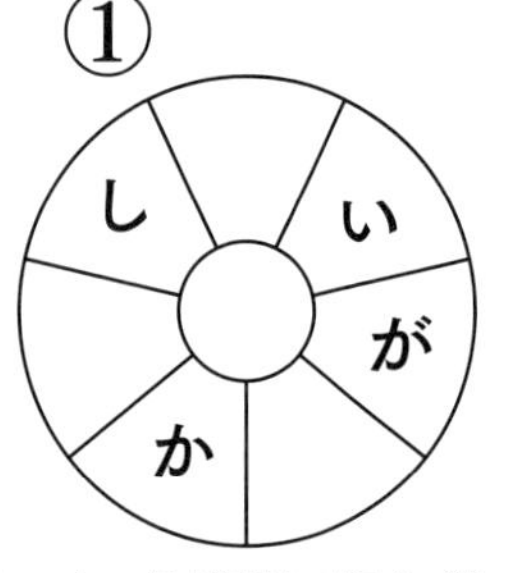

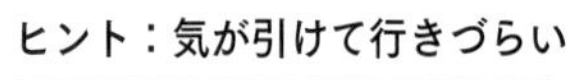

ヒント：気が引けて行きづらい

②

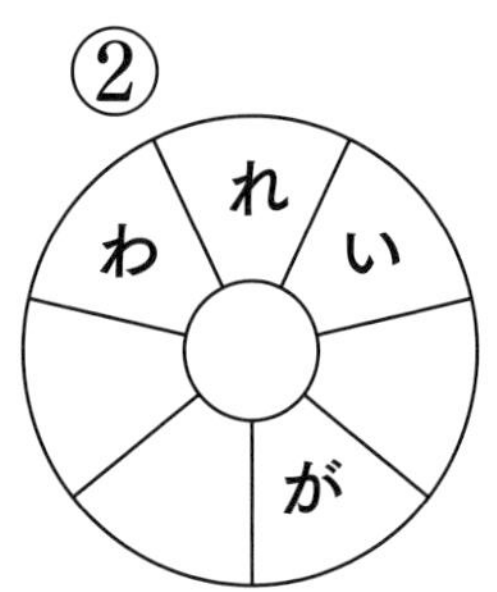

ヒント：慌てず確実に

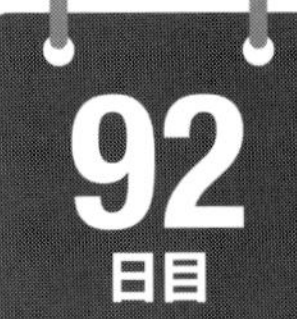

次の計算をしましょう。計算機は使わず、筆算か暗算でお答えください。

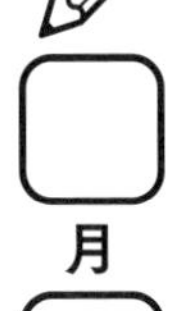

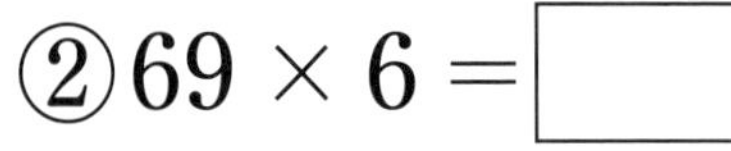

①29 × 8 ＝

②69 × 6 ＝

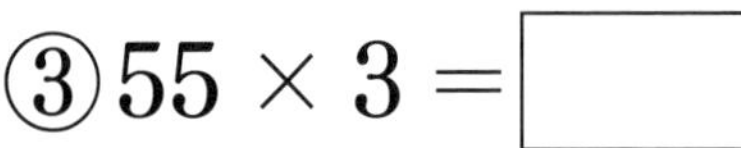

③55 × 3 ＝

④78 × 7 ＝

次の漢字の読み方を書いてください。

①胡坐 ［　　　］ ⑤滑稽 ［　　　］

②地団駄 ［　　　］ ⑥奔放 ［　　　］

③脛 ［　　　］ ⑦辻褄 ［　　　］

④豹変 ［　　　］ ⑧枇杷 ［　　　］

34ページの解答 【86日目】①23②26③19【87日目】①果・報②右・左③羽・化④有・無⑤心・鬼

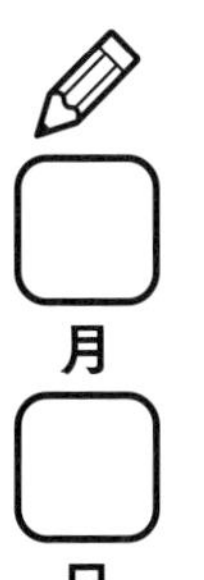

タテの列、ヨコの列、太線で囲まれたブロックに、それぞれ１～４の数字が一つずつ入ります。(ア)～(ウ)のマスに入った数字をお答えください。（解き方は５ページ参照）

	1		3
4		(ア)	
(イ)	4	2	
1		3	(ウ)

95
日目

月

日

□にひらがなを入れてことわざを完成させてください。

①頭隠して□□隠さず

②一寸の虫にも五分の□□□□

③亀の甲より□□の功

④三人寄れば□□□□の知恵

⑤出物□□□□所嫌わず

⑥将を射んと欲すれば先ず□□を射よ

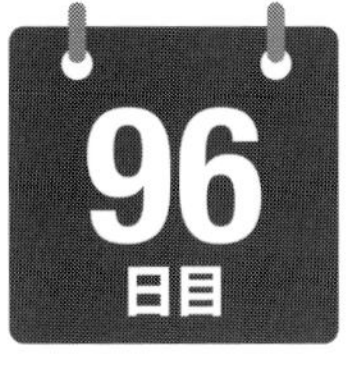

月

日

６種類のイラストが不規則に並んでいます。いちばん多いものはどれでしょうか？

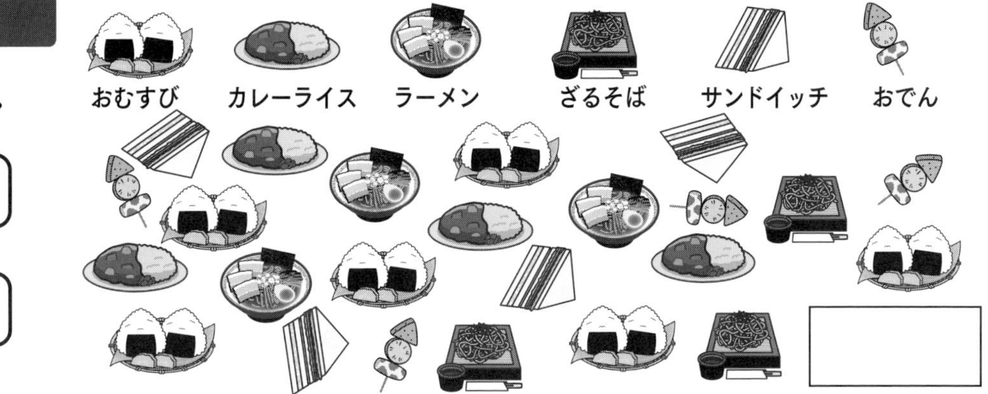

35ページの解答
【88日目】①【89日目】①17②25③9【90日目】富山県・愛知県

このページの解答は40ページ

97日目

月　日

次の計算をしましょう。計算機は使わず、答えは算用数字で書いてください。

①しちじゅうにわるはちたすよんじゅうさん　＝

②さんじゅうさんたすよんひゃくごたすろくじゅう　＝

③にじゅうきゅうたすよんじゅうさんかけるよん　＝

④ろくじゅういちかけるはちかけるご　＝

98日目

月　日

日本の古典文学にまつわる次の質問にお答えください。

現存する日本最古の物語である『竹取物語』は、光る竹の中で見つけたかぐや姫が美しく育ち、5人の求婚者に無理難題を課して、天へと昇っていくお話である。そのかぐや姫を見つけて育てたのは誰？

99日目

月　日

□に共通する部首は何ですか？

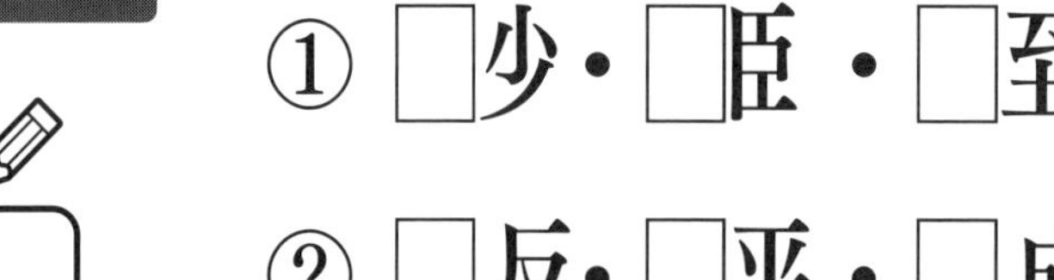

① □少・□臣・□至

② □反・□平・□成

③ □令・□艮・□寿

36ページの解答

【91日目】①しきいがたかい②いそがばまわれ【92日目】①232②414③165④546
【93日目】①あぐら②じだんだ③すね④ひょうへん⑤こっけい⑥ほんぽう⑦つじつま⑧びわ

このページの解答は41ページ

100日目

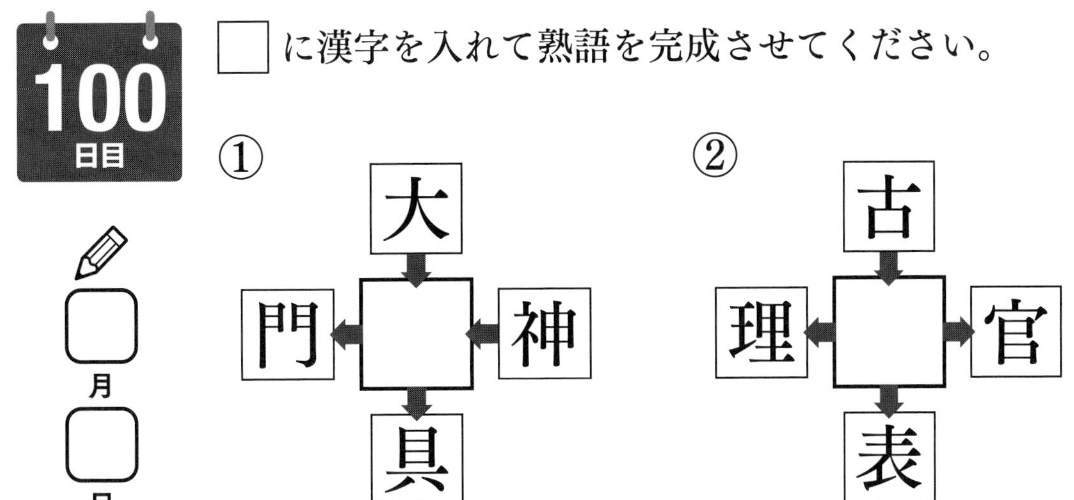

101日目

次の計算をしましょう。計算機は使わず、筆算か暗算でお答えください。

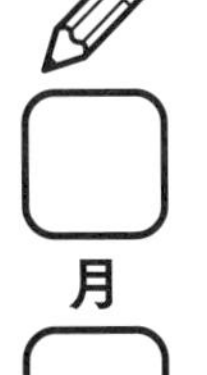

①12 × □ ＝ 96

②18 × □ ＝ 54

③41 × □ ＝ 205

④37 × □ ＝ 222

102日目

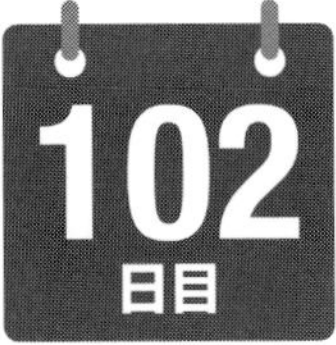

昭和に流行したモノ・人物などについてお答えください。

昭和30年代後半以降、日本ではフォークソングがブームとなった。この時代の日本の若者に強い影響を与えた、『風に吹かれて』などのヒットソングで有名なアメリカのミュージシャンの名前は？

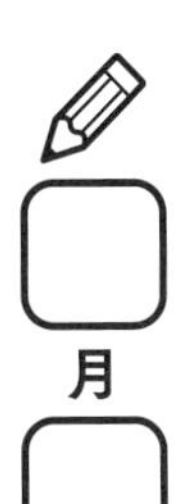

37ページの解答

【94日目】（ア）1（イ）3（ウ）4【95日目】①しり②たましい③とし④もんじゅ⑤はれもの⑥うま【96日目】おむすび

103日目

お金がいくらあるか計算しましょう。

月　日

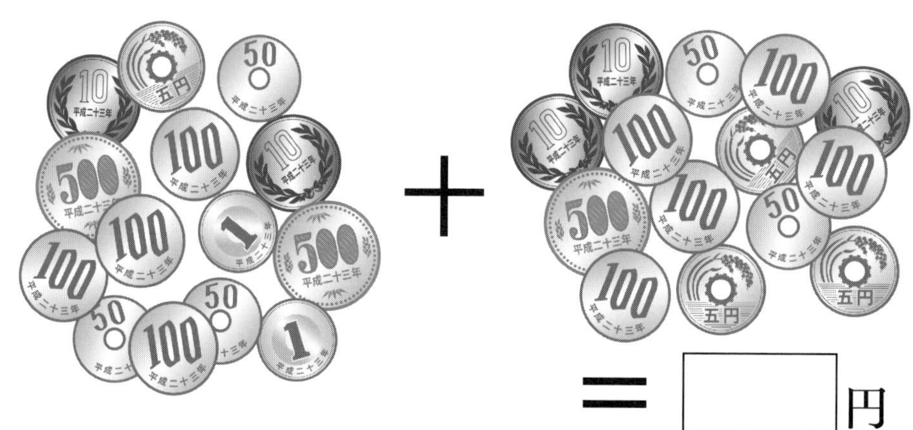

＝ □円

104日目

下線を引いたひらがな部分を漢字に直してください。

月　日

①今日の商談はいっせいちだいの大勝負だ。［　　　］

②じみちな努力が実を結んだ。［　　　］

③青春時代の思い出がそうまとうのようによみがえる。［　　　］

④日本は古くは「みずほの国」とも呼ばれていた。［　　　］

⑤お祝いのちょうちん行列に参加した。［　　　］

105日目

隣り合う六角形の中の数をたすと、上の六角形の数になります。空いている六角形にあてはまる数を書きましょう。

月　日

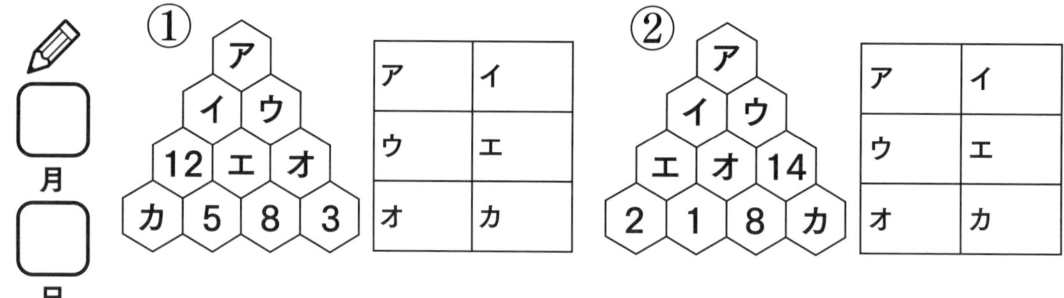

38ページの解答

【97日目】①52②498③201④2440【98日目】竹取(たけとり)の翁(おきな)

【99日目】①おんなへん②つち（ど）へん③かねへん

月 日

次の図形を上下反転させるとどうなるでしょうか。記号でお答えください。

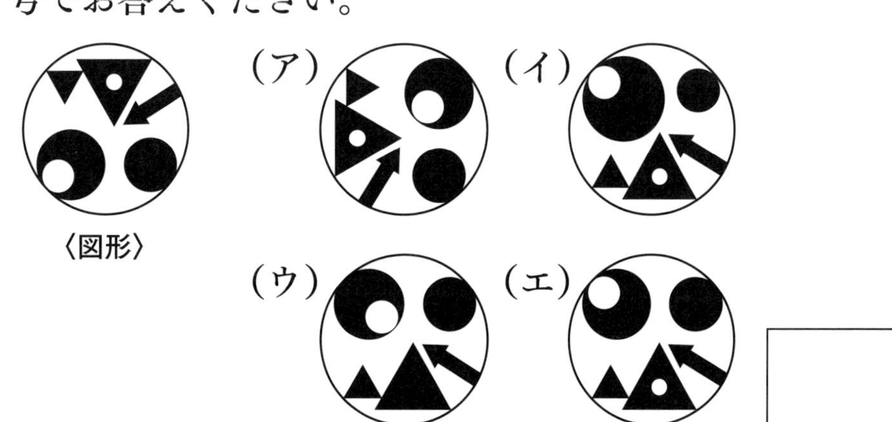

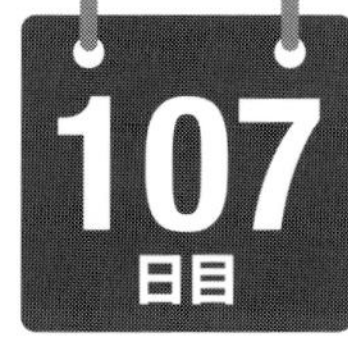

月 日

次の漢字を見ておぼえてください。10秒たったら問題をかくして、紙に書いてください。
（位置もしっかりおぼえましょう）

①

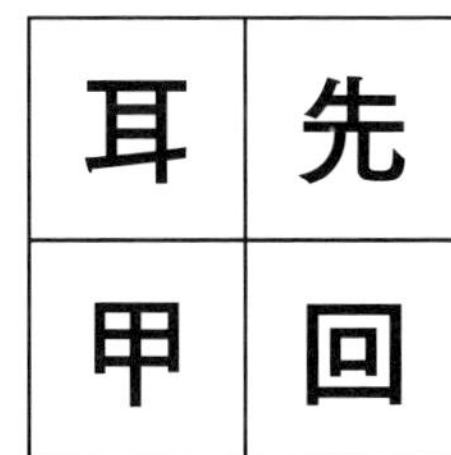

耳	先
甲	回

②

草	気
手	日

108
日目

月 日

それぞれ何時何分かお答えください。

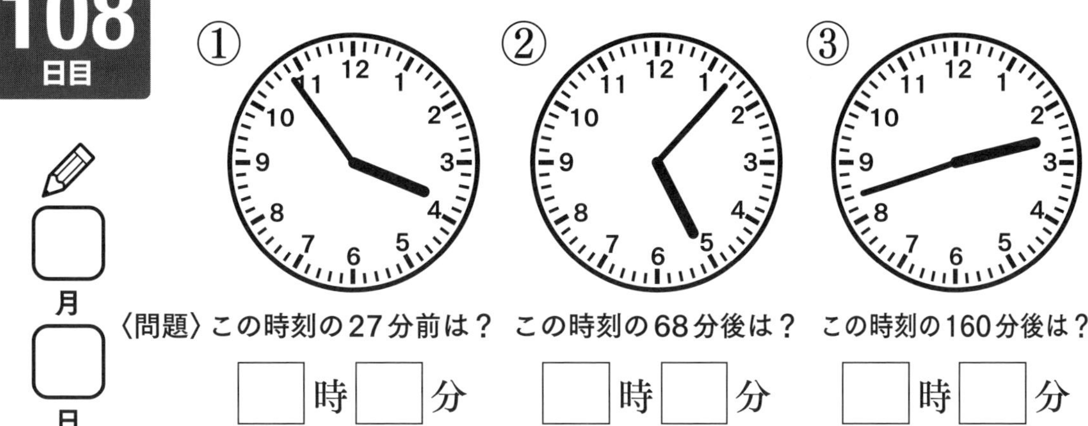

〈問題〉この時刻の27分前は？　この時刻の68分後は？　この時刻の160分後は？

時 分　時 分　時 分

39ページの解答 【100日目】①仏②代【101日目】①8②3③5④6【102日目】ボブ・ディラン

このページの解答は44ページ

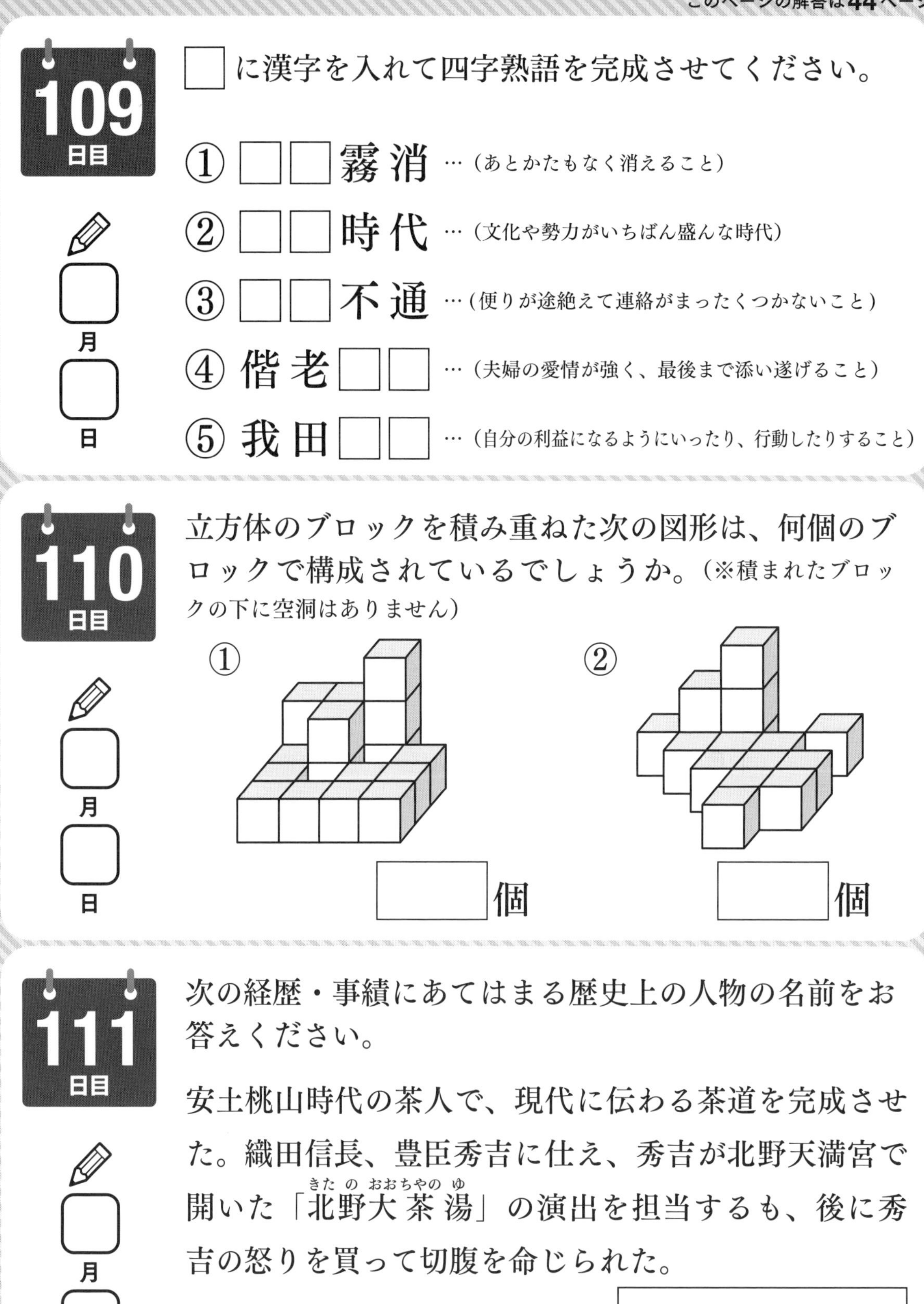

109日目

月　日

□に漢字を入れて四字熟語を完成させてください。

① □□霧消 …（あとかたもなく消えること）

② □□時代 …（文化や勢力がいちばん盛んな時代）

③ □□不通 …（便りが途絶えて連絡がまったくつかないこと）

④ 偕老□□ …（夫婦の愛情が強く、最後まで添い遂げること）

⑤ 我田□□ …（自分の利益になるようにいったり、行動したりすること）

110日目

月　日

立方体のブロックを積み重ねた次の図形は、何個のブロックで構成されているでしょうか。（※積まれたブロックの下に空洞はありません）

① □個

② □個

111日目

月　日

次の経歴・事績にあてはまる歴史上の人物の名前をお答えください。

安土桃山時代の茶人で、現代に伝わる茶道を完成させた。織田信長、豊臣秀吉に仕え、秀吉が北野天満宮で開いた「北野大茶湯（きたのおおちゃのゆ）」の演出を担当するも、後に秀吉の怒りを買って切腹を命じられた。

40ページの解答

【103日目】2722円【104日目】①一世一代②地道③走馬灯④瑞穂⑤提灯　【105日目】①ア＝49　イ＝25　ウ＝24　エ＝13　オ＝11　カ＝7　②ア＝35　イ＝12　ウ＝23　エ＝3　オ＝9　カ＝6

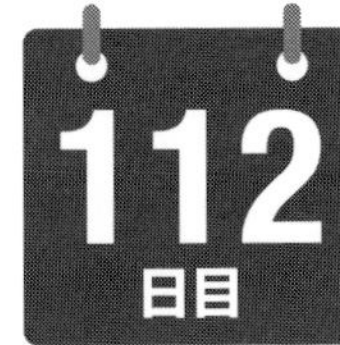

次の計算をしましょう。計算機は使わず、筆算か暗算でお答えください。

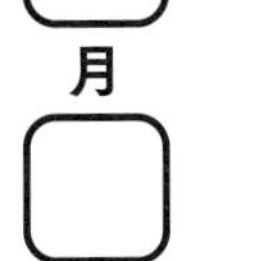

①9 × □ ＝ 405

②3 × □ ＝ 264

③7 × □ ＝ 168

④5 × □ ＝ 490

113 日目

月 □ 日 □

ひとつだけ異なる図形がまぎれこんでいます。見つけて「A–1」のように記号で答えてください。

	1	2	3	4	5	6
A						
B						
C						
D						

□

114 日目

月 □ 日 □

次の漢字の読み方を書いてください。

①顎 [ ]　⑤琥珀 [ ]

②鼬 [ ]　⑥如才 [ ]

③凱歌 [ ]　⑦旋毛 [ ]

④軍配 [ ]　⑧梟 [ ]

41ページの解答 【106日目】（エ）【108日目】①3時27分②6時15分③5時22分

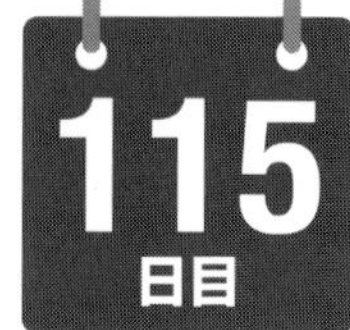

115日目

一〜十のうち、足りない数字を見つけて「暗算」しましょう。答えは算用数字で書いてください。

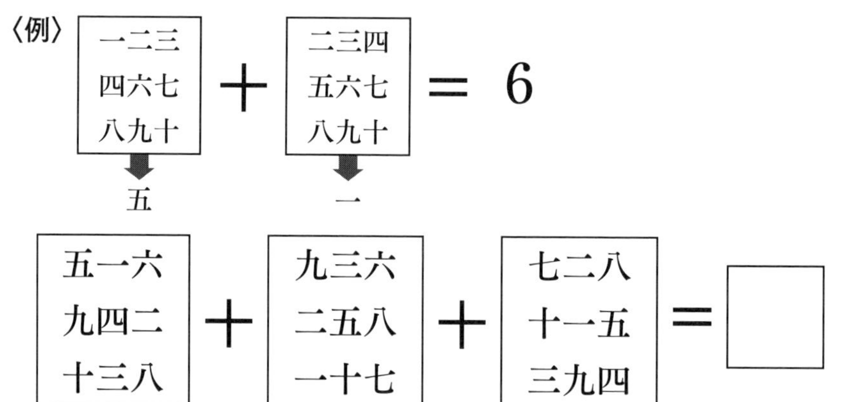

月　日

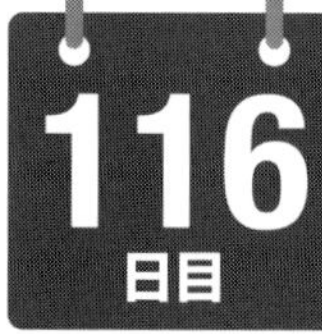

116日目

□に同じ漢字を入れて三字熟語を完成させてください。

① 青□才・□刀流・□枚目

② □始末・□退転・□世出

③ □尽蔵・□造作・□頓着

月　日

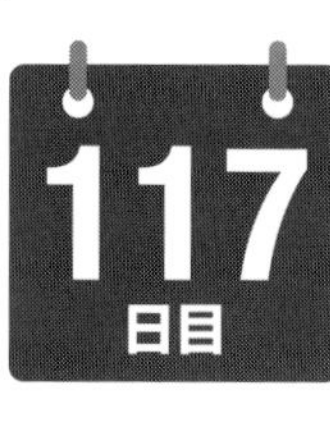

117日目

いちばん軽いのはどれでしょうか？

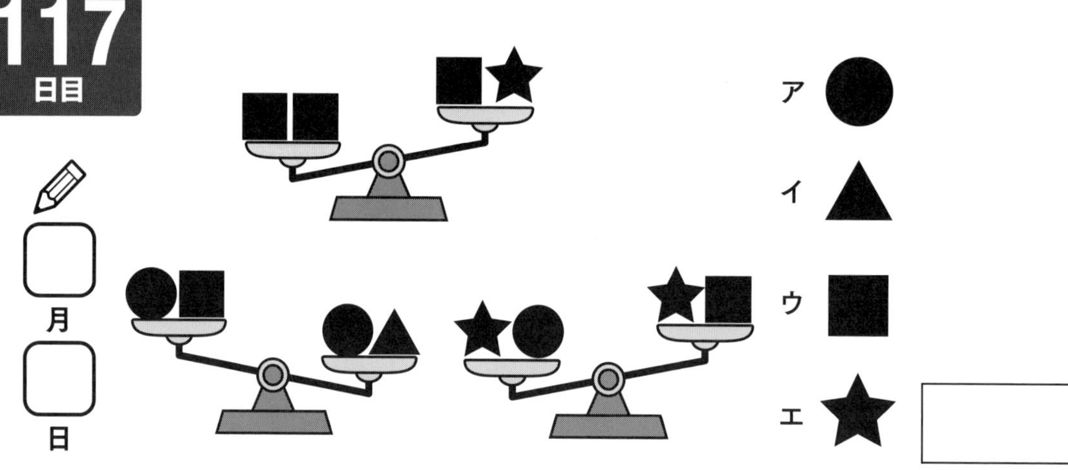

月　日

42ページの解答

【109日目】①雲・散②黄・金③音・信④同・穴⑤引・水
【110日目】①18個②16個【111日目】千利休（せんのりきゅう）

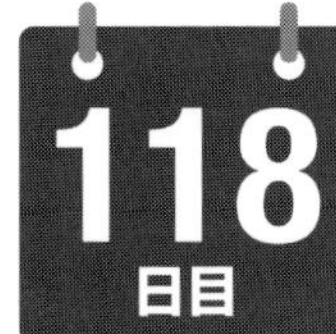

4つの漢字を組み合わせてできる「二字熟語」を答えてください。

〈例〉土＋音＋心＋心＝意志

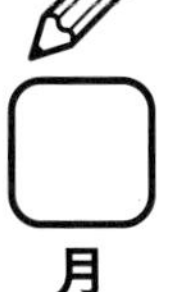

① 土＋少＋昜＋石＝［　　　　　］

② 曽＋口＋力＋土＝［　　　　　］

③ 或＋土＋也＋土＝［　　　　　］

④ 木＋周＋言＋且＝［　　　　　］

□に漢字を入れて熟語を完成させてください。

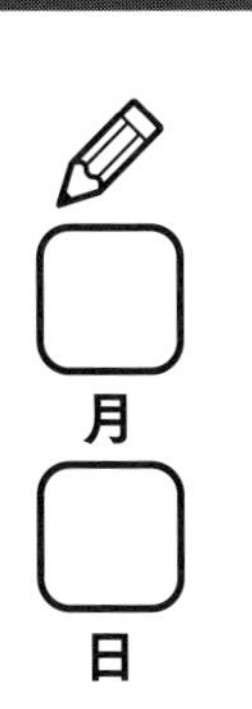

①

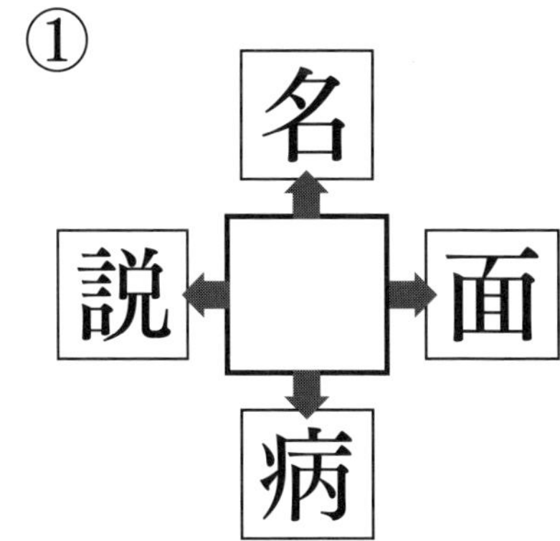

②

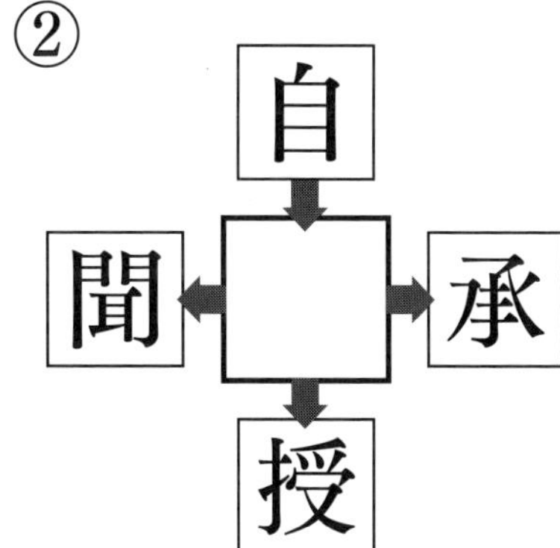

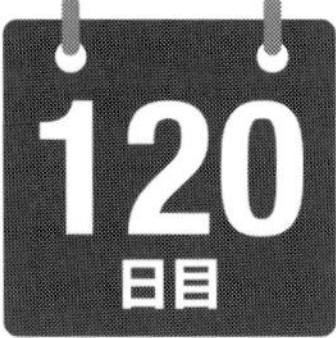

次の計算をしましょう。計算機は使わず、筆算か暗算でお答えください。

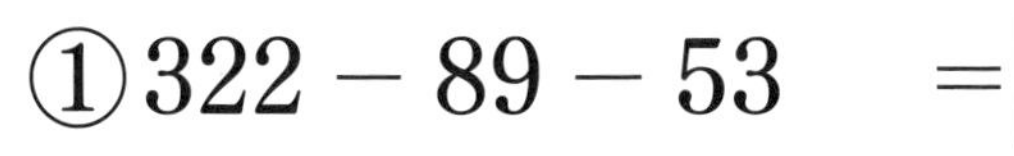

①322 − 89 − 53　＝□

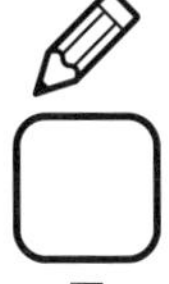

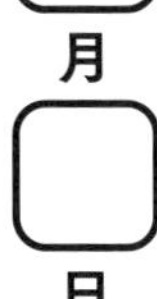

②638 − 145 − 221 ＝□

③586 − 246 − 39　＝□

④135 − 47 − 65　＝□

43ページの解答　【112日目】①45②88③24④98【113日目】D-2【114日目】①あご②いたち③がいか④ぐんばい⑤こはく⑥じょさい⑦つむじ（せんもう）⑧ふくろう

121日目

それぞれいくつありますか？

①A⇒□個　②V⇒□個　③Y⇒□個

月□日□

F T H L Z V L F Z L M Z T
A H H V H M
H Y A T Y A V A F Y A
W H M Z H Y Z A L T H
V Z T A T V T Z Y L M V F

122日目

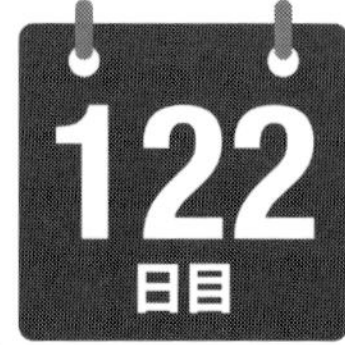

月□日□

□に共通する部首は何ですか？

① 牙□・冄□・交□

② 占□・隹□・前□

③ □寸・□干・□巴

123日目

月□日□

下線を引いたひらがな部分を漢字に直してください。

①何事もいっしょうけんめい頑張ってきた。［　　　］

②彼はいつもどこかしゃに構えている。［　　　］

③社員一同だいしゃりんの働きで経営危機を乗り越えた。［　　　］

④昔はみそも自家製だった。［　　　］

⑤つゆはらいに先導されて横綱が土俵入りした。［　　　］

44ページの解答　【115日目】17【116日目】①二②不③無【117日目】エ

124 日目

月 日

お金がいくらあるか計算しましょう。

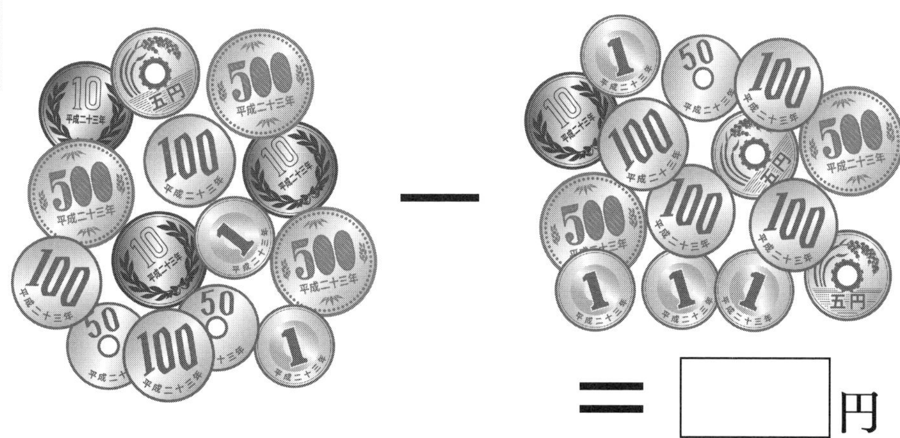

＝ ［　　］円

125 日目

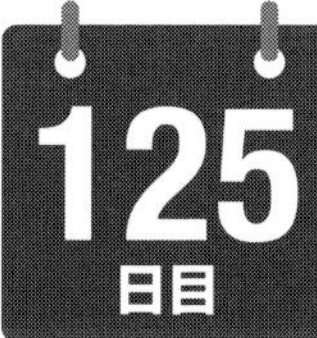

月 日

日本の古典文学にまつわる次の質問にお答えください。

平安時代に成立した『伊勢物語』は、和歌にまつわる説話を集めた「歌物語」であり、以降の日本文学に多大な影響を与えた。物語の主人公とされ、文中で「男」と表記されている歌人は誰？

［　　］

126 日目

月 日

□にひらがなを入れてことわざを完成させてください。

①暑さ寒さも□□□まで

②魚心あれば□□心

③可愛い子には□□をさせよ

④□□□は小説よりも奇なり

⑤天網恢恢（てんもうかいかい）□にして漏らさず

⑥人を呪わば□□二つ

45ページの解答　【118日目】①砂場②増加③地域④調査【119日目】①仮②伝
【120日目】①180②272③301④23

127日目

かけ算で計算しましょう。（計算方法は５ページ参照）

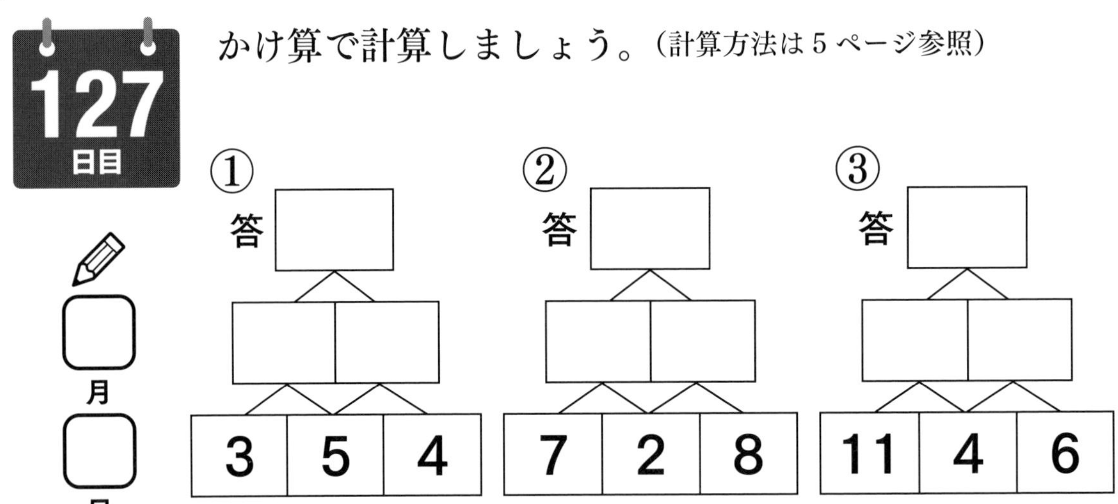

月　日

128日目

次の漢字を見ておぼえてください。10秒たったら問題をかくして、紙に書いてください。
（位置もしっかりおぼえましょう）

月　日

①

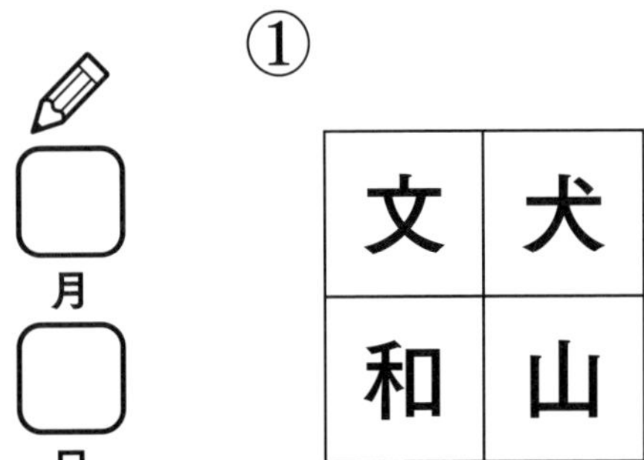

②

事	時
笠	行

129日目

次のサイコロの見えていない３面の数字をたしてください。（サイコロは向かい合う面の数字をたすと７になります）

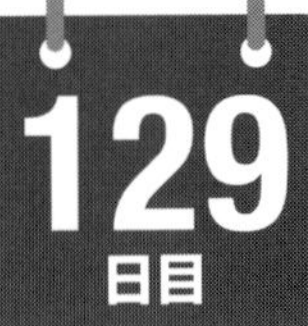

月　日

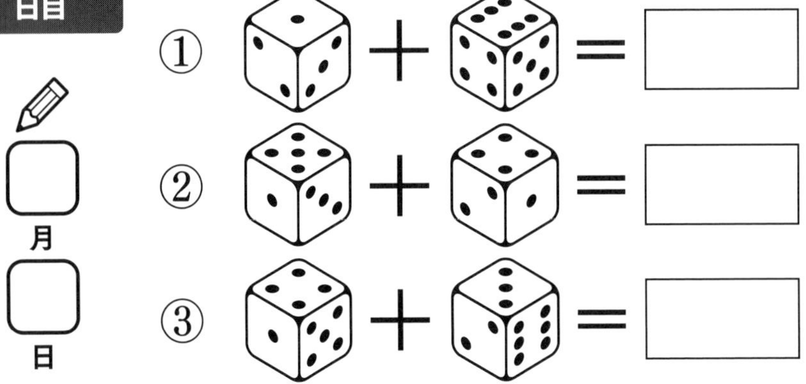

46ページの解答
【121日目】①7個②5個③5個【122日目】①おおざと②れっか（れんが）③にくづき【123日目】①一生懸命②斜③大車輪④味噌（噌）⑤露払

130日目

月　日

地理に関する次の問いにお答えください。

日本でいちばん長い川は信濃川(しなの)で、3番目に長いのは石狩川(いしかり)である。では、日本三大暴れ川のひとつとして「坂東太郎(ばんどうたろう)」の異名をもつ2番目に長い川は？

131日目

月　日

それぞれいくつありますか？

①ラグビーボール⇒□個　②野球ボール⇒□個
③ラケット⇒□個

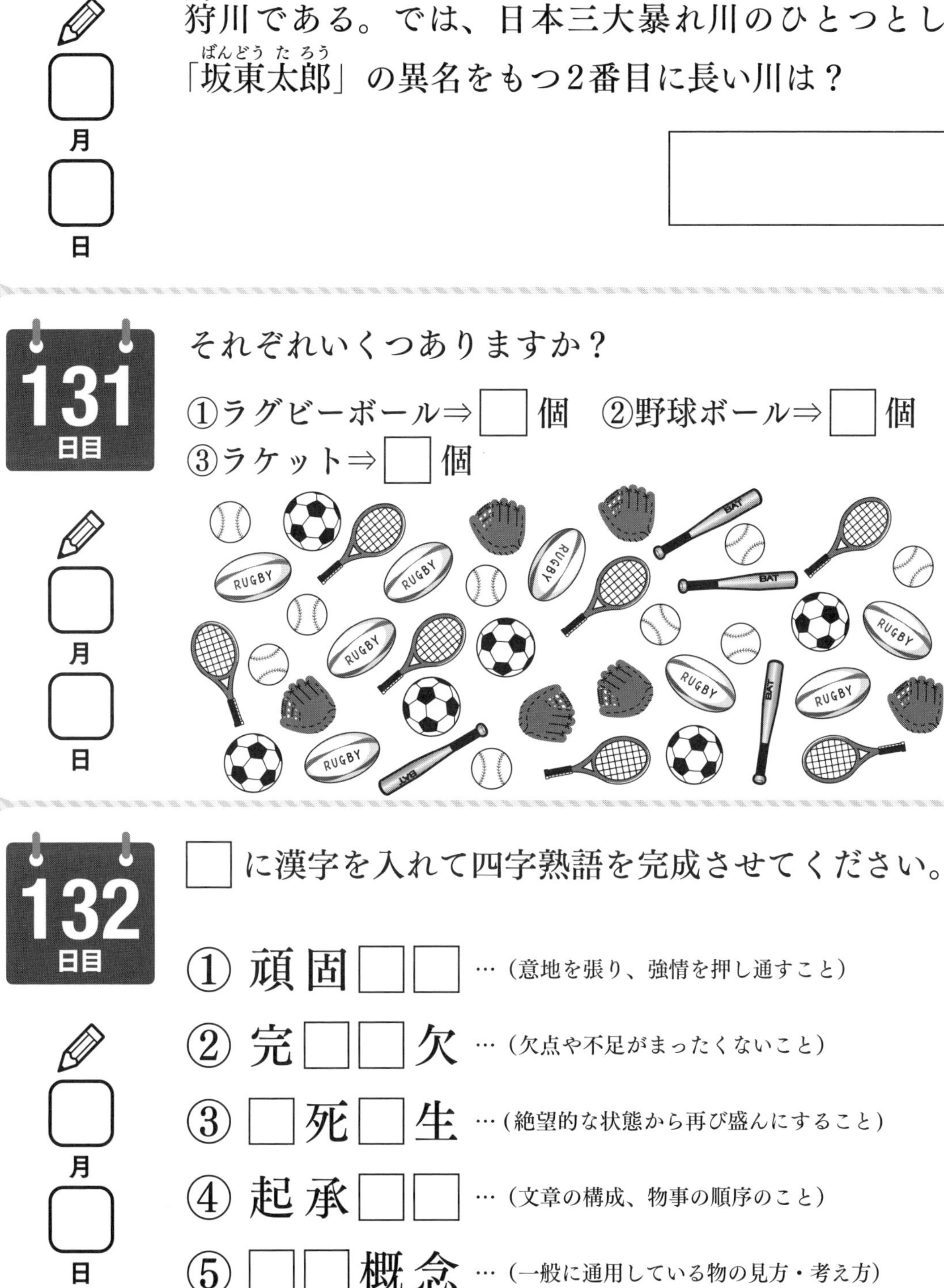

132日目

月　日

□に漢字を入れて四字熟語を完成させてください。

① 頑固□□…（意地を張り、強情を押し通すこと）

② 完□□欠…（欠点や不足がまったくないこと）

③ □死□生…（絶望的な状態から再び盛んにすること）

④ 起承□□…（文章の構成、物事の順序のこと）

⑤ □□概念…（一般に通用している物の見方・考え方）

47ページの解答
【124日目】463円【125日目】在原業平(ありわらのなりひら)
【126日目】①ひがん②みず③たび④じじつ⑤そ⑥あな

このページの解答は52ページ

133日目

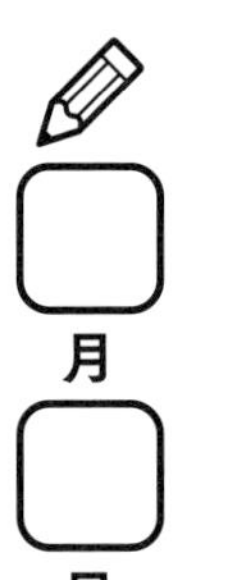

例を参考に、空欄にひらがなを入れてことわざ・慣用句を完成させてください。（言葉は時計回りに並んでいます）

〈例〉

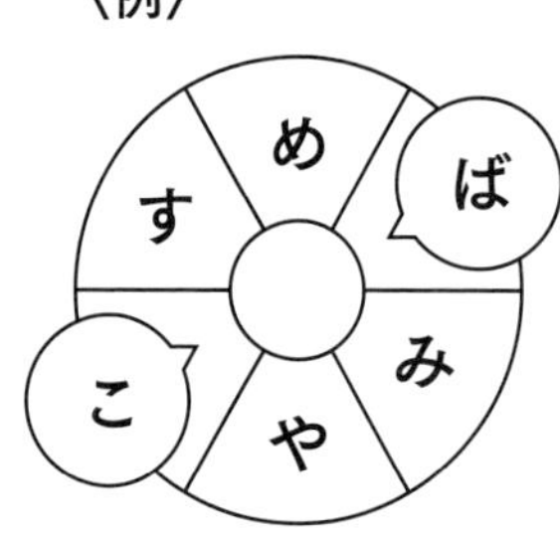

答＝すめばみやこ

①

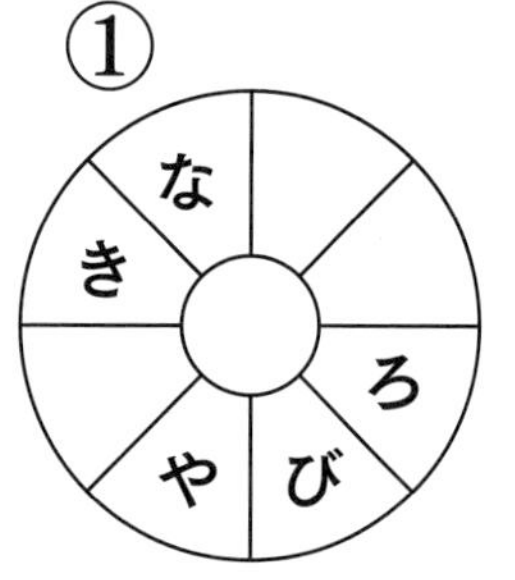

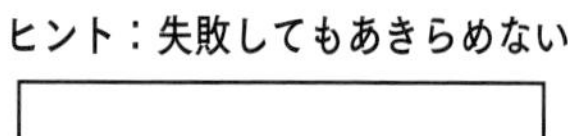

ヒント：失敗してもあきらめない

②

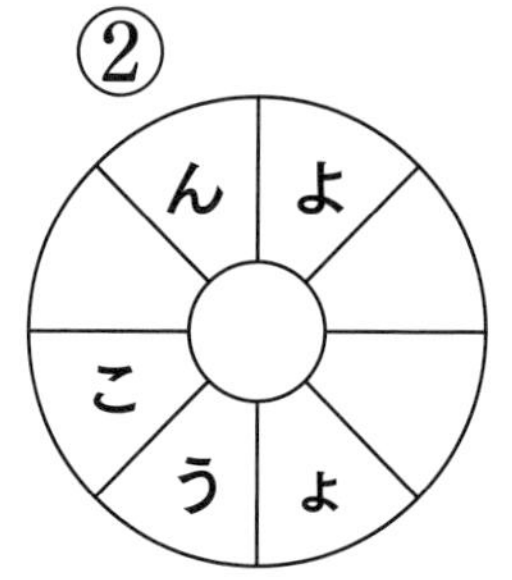

ヒント：これさえ出せば事実は明らかに

134日目

次の計算をしましょう。計算機は使わず、筆算か暗算でお答えください。

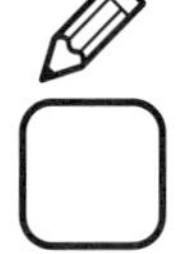

①776 − 385 − 98 ＝

②419 − 198 − 27 ＝

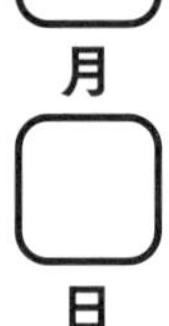

③850 − 349 − 277 ＝

④298 − 185 − 45 ＝

135日目

タテの列、ヨコの列、太線で囲まれたブロックに、それぞれ1～4の数字が一つずつ入ります。(ア)～(ウ)のマスに入った数字をお答えください。（解き方は5ページ参照）

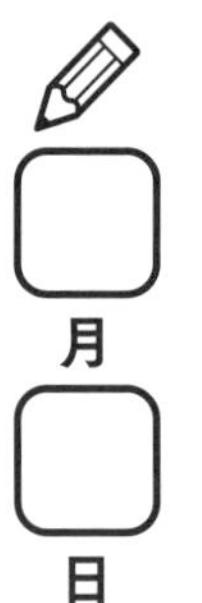

	(ア)		4
1		3	
(イ)	1	(ウ)	3
	3	2	

48ページの解答

【127日目】①300②224③1056【129日目】①21②26③21

このページの解答は53ページ

136日目

次の漢字の読み方を書いてください。

月　日

①網代 [　　　]　⑤煩悩 [　　　]
②衆生 [　　　]　⑥述懐 [　　　]
③踵 [　　　]　⑦鉄面皮 [　　　]
④謦咳 [　　　]　⑧箒 [　　　]

137日目

隣り合う六角形の中の数をたすと、上の六角形の数になります。空いている六角形にあてはまる数を書きましょう。

月　日

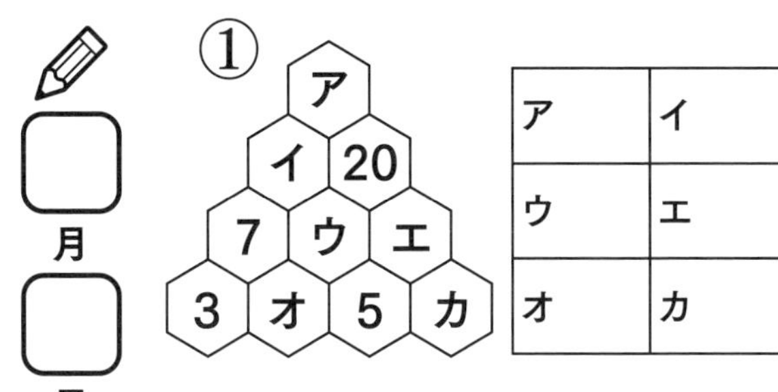

ア	イ
ウ	エ
オ	カ

ア	イ
ウ	エ
オ	カ

138日目

4つの漢字を組み合わせてできる「二字熟語」を答えてください。

月　日

〈例〉士＋音＋心＋心＝意志

① 失＋広＋金＋金＝ [　　　]
② 米＋火＋斗＋然＝ [　　　]
③ 北＋京＋日＋月＝ [　　　]
④ 斗＋月＋米＋巴＝ [　　　]

49ページの解答
【130日目】利根川【131日目】①8個②9個③7個
【132日目】①一・徹②全・無③起・回④転・結⑤既・成

139日目

月　日

次の計算をしましょう。計算機は使わず、答えは算用数字で書いてください。

①ヒャクジュウゴタスニヒャクロクジュウニ　＝

②センサンビャクハチジュウヒクロッピャクゴ　＝

③ゴジュウサンカケルニジュウイチ　＝

④ヨンヒャクサンジュウハチタスキュウジュウハチ　＝

140日目

月　日

時計が鏡に映って左右反転しています。時刻は何時何分ですか？

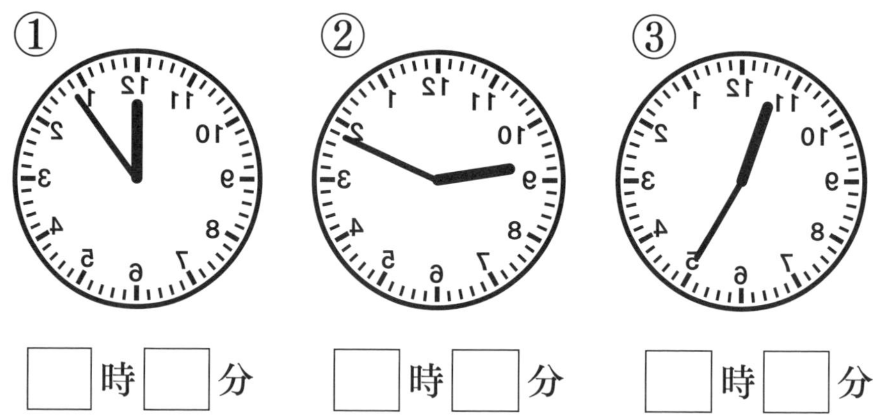

①　時　分　②　時　分　③　時　分

141日目

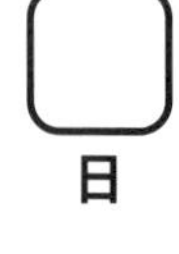

月　日

昭和に流行したモノ・人物などについてお答えください。

昭和39年10月にアジアで初めて開催された東京オリンピックは、日本の目覚ましい発展を世界にアピールする機会となった。この大会のマラソン競技で優勝した人気陸上選手アベベ・ビキラの出身国は？

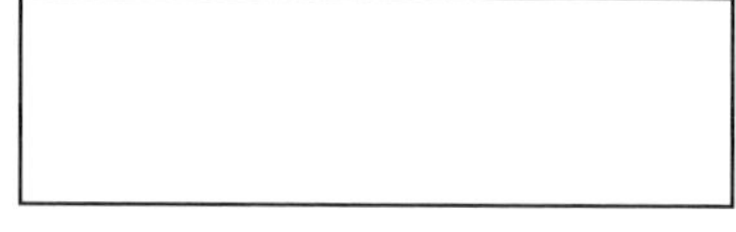

50ページの解答

【133日目】①ななころびやおき②ろんよりしょうこ【134日目】①293②194③224④68【135日目】（ア）2（イ）2（ウ）4

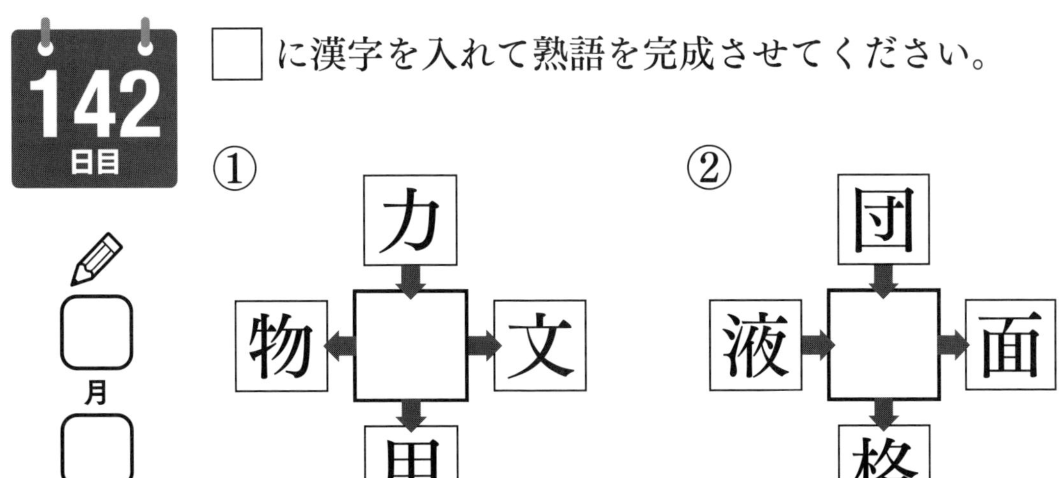

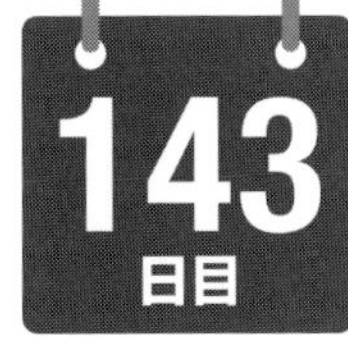

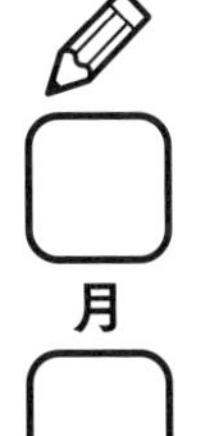

次の計算をしましょう。計算機は使わず、筆算か暗算でお答えください。

①972 − 365 − □ ＝ 397

②567 − 125 − □ ＝ 293

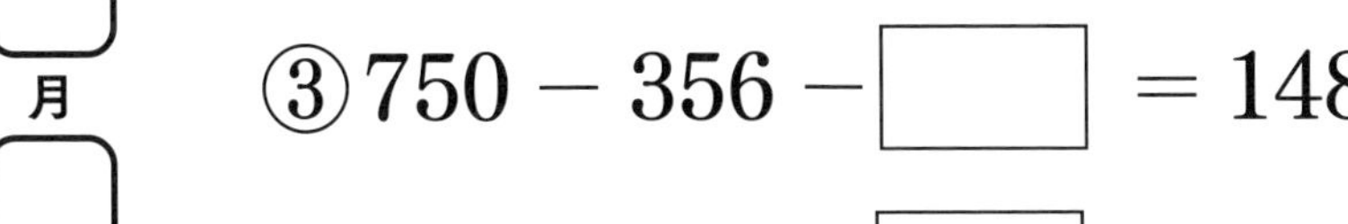

③750 − 356 − □ ＝ 148

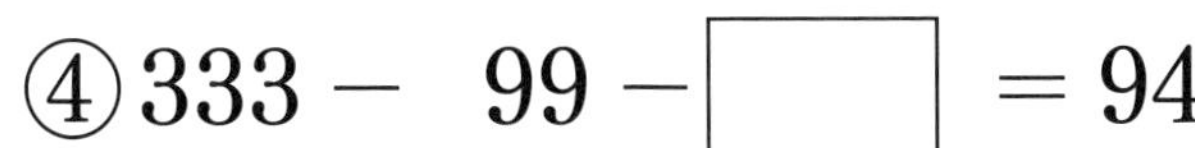

④333 − 99 − □ ＝ 94

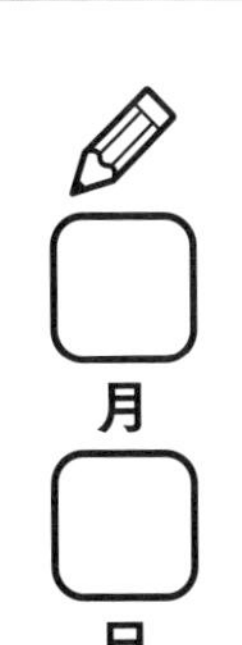

次の虫食いになっている四字熟語をお答えください。

①
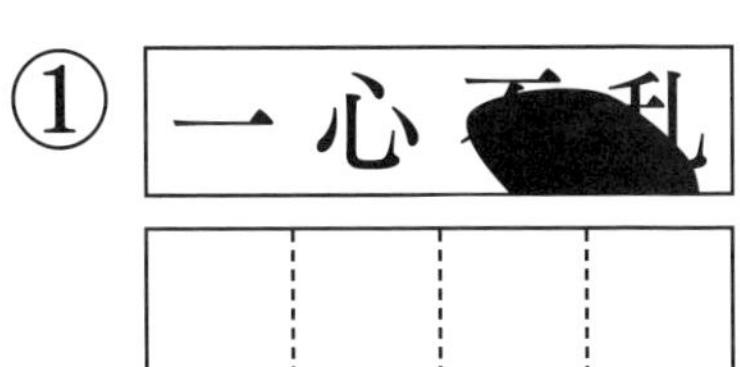

③
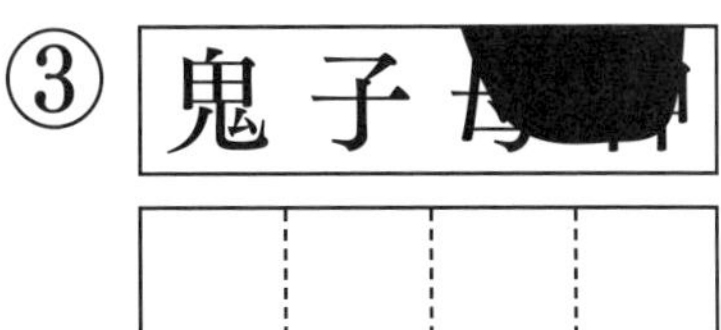

②
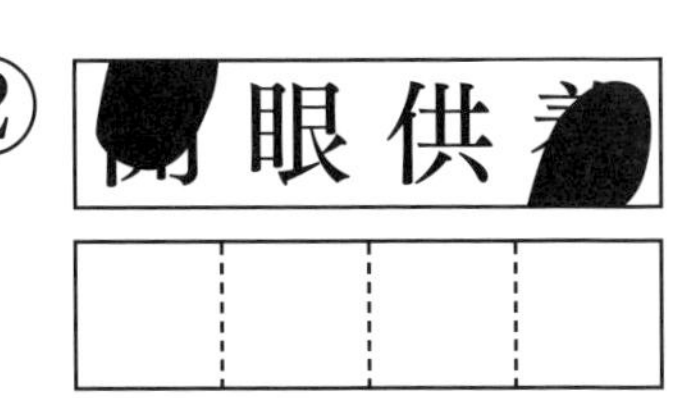

④
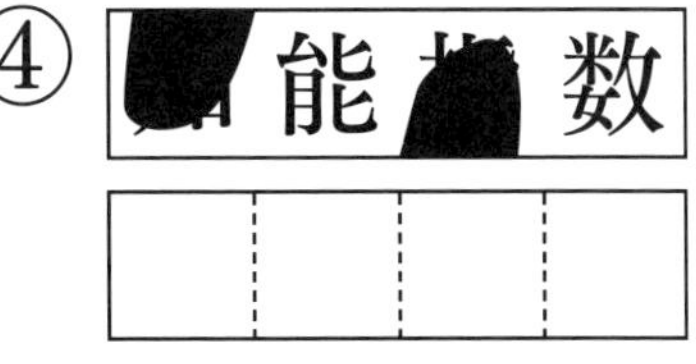

51ページの解答 【136日目】①あじろ②しゅじょう③かかと（きびす・くびす）④けいがい⑤ぼんのう⑥じゅっかい⑦てつめんぴ⑧ほうき【137日目】①ア＝36 イ＝16 ウ＝9 エ＝11 オ＝4 カ＝6 ②ア＝38 イ＝22 ウ＝7 エ＝9 オ＝2 カ＝4【138日目】①鉄鉱②燃料③背景④肥料

このページの解答は56ページ

145日目

月　日

文字を並べ替えて正しい言葉を完成させてください。

①「いしがたておはこにえ」(　　　　　　　　)
ヒント：素直な心で

②「よんはりごなだ」(　　　　　　　　)
ヒント：食欲優先

③「うりだよそちじ」(　　　　　　　　)
ヒント：教育が大事

④「はねうまほかてて」(　　　　　　　　)
ヒント：あわてない

146
日目

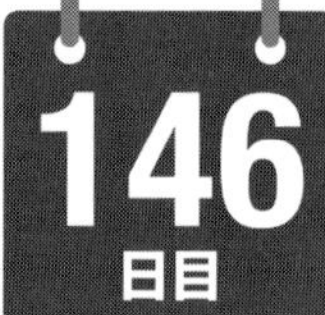

月　日

次の経歴・事績にあてはまる歴史上の人物の名前をお答えください。

江戸時代後期の農政家。貧しい農家で育ちながら懸命に働いて地主となり、小田原藩主の目に留まって武家(ぶけ)奉公人(ほうこうにん)となった。農村の復興指導に奔走し、生涯で600以上の村を貧困から救っている。

147
日目
お金がいくらあるか計算しましょう。

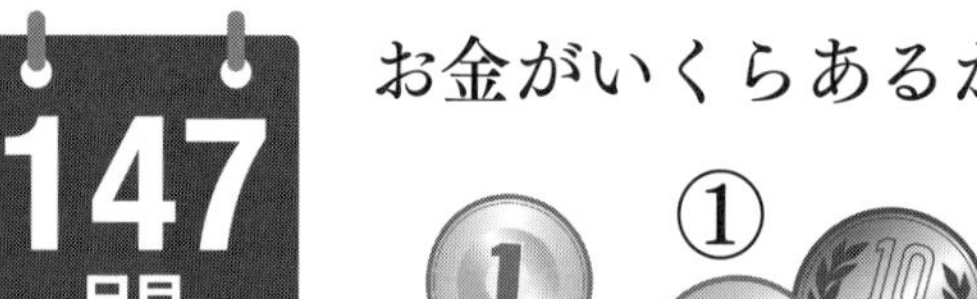

月　日

①

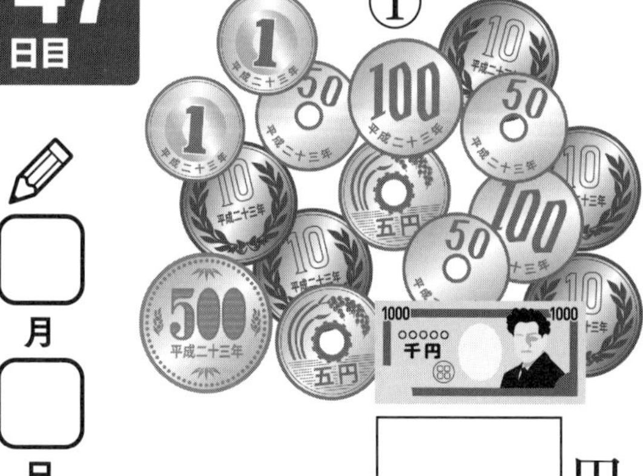

円

②

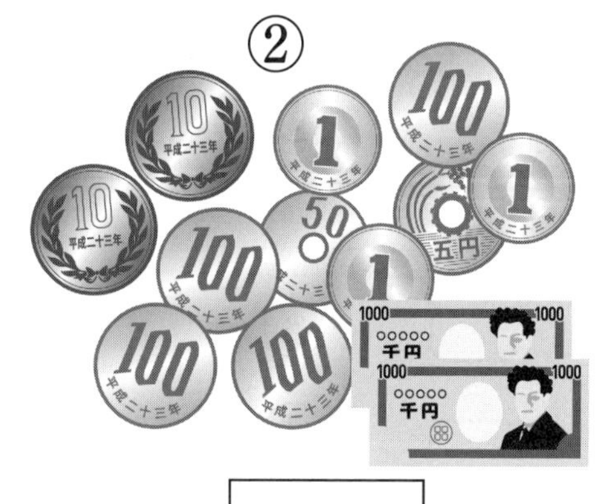

円

52ページの解答
【139日目】①377②775③1113④536
【140日目】①12時6分②9時11分③11時25分【141日目】エチオピア

148日目

月　日

下線を引いたひらがな部分を漢字に直してください。

①生まれたばかりのういまごに会うのがとても楽しみだ。［　　　　］

②父はお酒を飲むと笑いが止まらなくなる笑いじょうごだった。［　　　　］

③彼ほどのたいしょくかんは今まで見たことがない。［　　　　］

④お寿司屋さんでは醤油をむらさきと呼んでいる。［　　　　］

⑤リーダーのつるの一声で会議は無事にまとまった。［　　　　］

149日目

月　日

次の漢字を見ておぼえてください。10秒たったら問題をかくして、紙に書いてください。
（位置もしっかりおぼえましょう）

①

書	豆
柱	典

②

元	里
善	身

150日目

月　日

□に漢字を入れて四字熟語を完成させてください。

① 狂喜□□ …（非常に喜んでいる状態）

② 器用□□ …（何でも器用にこなすけれど、どれも中途半端になること）

③ 玉石□□ …（すぐれたものとつまらないものが入り混じっていること）

④ □□坦懐 …（わだかまりをもたずに物事に対すること）

⑤ □科玉□ …（尊ぶべき大切な法律、おきて）

53ページの解答
【142日目】①作②体【143日目】①210②149③246④140
【144日目】①一心不乱②開眼供養③鬼子母神④知能指数

次の計算をしましょう。計算機は使わず、筆算か暗算でお答えください。

①845 － 335 －［　　］＝ 304

②512 － 348 －［　　］＝ 76

③299 － 47 －［　　］＝ 119

④472 － 288 －［　　］＝ 91

月　日

次の漢字の読み方を書いてください。

①掬う［　　］
②風靡［　　］
③風見鶏［　　］
④稽古［　　］
⑤牛蒡［　　］
⑥師走［　　］
⑦天長地久［　　］
⑧咆哮［　　］

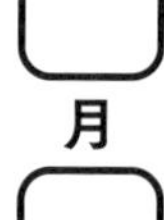
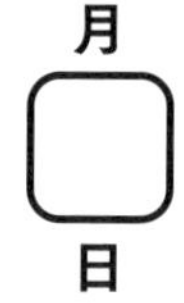

月　日

地理に関する次の問いにお答えください。

日本アルプスは、北アルプス、中央アルプス、南アルプスの３つを合わせた総称である。北アルプスとは飛騨山脈を、中央アルプスとは木曽山脈を指す。では南アルプスは何山脈？

［　　］

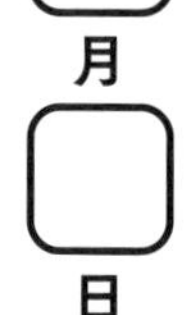

月　日

54ページの解答

【145日目】①おいてはこにしたがえ②はなよりだんご③うじよりそだち④かほうはねてまて【146日目】二宮尊徳（金次郎）【147日目】①1912円②2478円

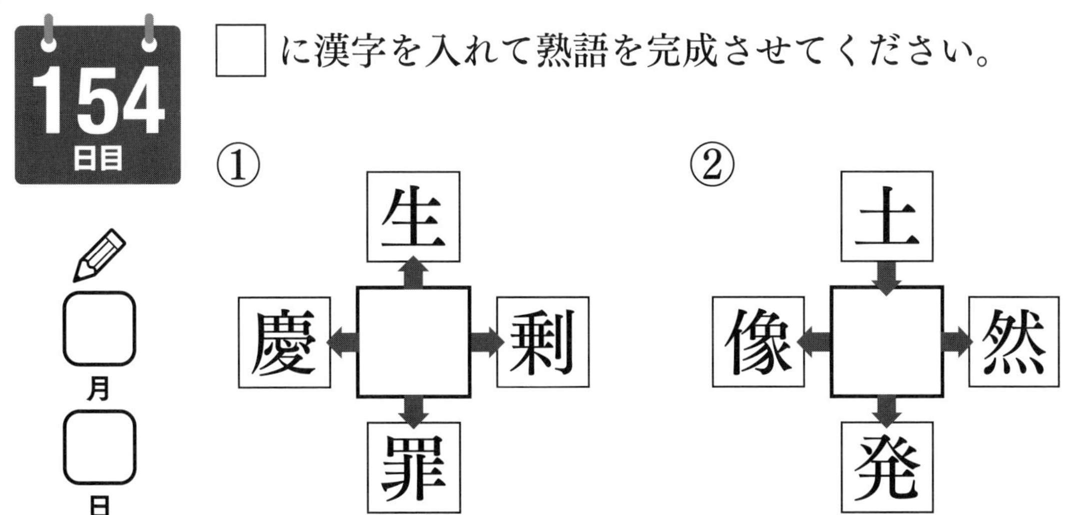

154日目

□に漢字を入れて熟語を完成させてください。

155日目

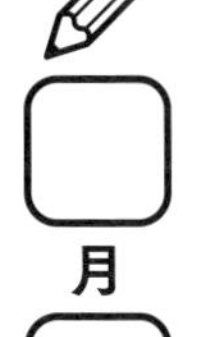

次の計算をしましょう。計算機は使わず、筆算か暗算でお答えください。

①584 ÷ 8 ＝□

②198 ÷ 9 ＝□

③ 70 ÷ 5 ＝□

④245 ÷ 7 ＝□

月　日

156日目

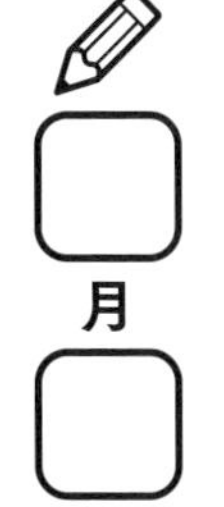

日本の古典文学にまつわる次の質問にお答えください。

『土佐日記』は、土佐守（とさのかみ）の任期を終えた作者が、国司（こくし）館（のたち）を出発して船で海を渡り、京都の自宅に戻るまでを記した日記文学である。優れた歌人として知られ、『古今和歌集』の撰者も務めた作者の名前は？

□

月　日

55ページの解答
【148日目】①初孫②上戸③大食漢④紫⑤鶴
【150日目】①乱・舞②貧・乏③混・淆（交）④虚・心⑤金・条

157日目

月　日

下線を引いたひらがな部分を漢字に直してください。

①彼女は今朝からひどくおかんむりだ。［　　　］

②まったくもってしょうし千万である。［　　　］

③職人がたんせいしてつくった見事な器だ。［　　　］

④なんとか事件解決のめどが立った。［　　　］

⑤てしおにかけて育てた我が子が立派に成長した。［　　　］

158日目

月　日

お金がいくらあるか計算しましょう。

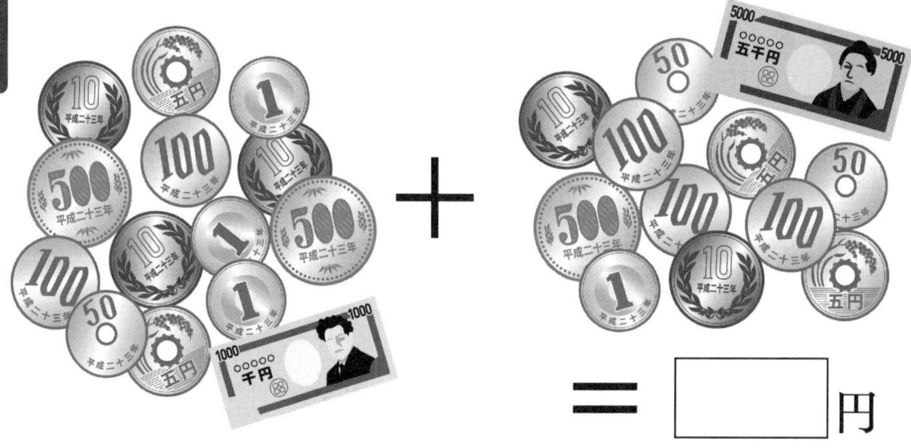

＝［　　　］円

159日目

月　日

□にひらがなを入れてことわざを完成させてください。

①虻□□取らず

②□□に引かれて善光寺参り

③聞いて□□□□見て地獄

④親しき中にも□□□あり

⑤□□□もの言わざれども下自ずから蹊を成す

⑥□□は食わねど高楊枝

56ページの解答

【151日目】①206②88③133④93【152日目】①すく②ふうび③かざみどり④けいこ⑤ごぼう⑥しわす⑦てんちょうちきゅう⑧ほうこう【153日目】赤石山脈（あかいし）

このページの解答は61ページ

次の漢字を見ておぼえてください。10秒たったら問題をかくして、紙に書いてください。
（位置もしっかりおぼえましょう）

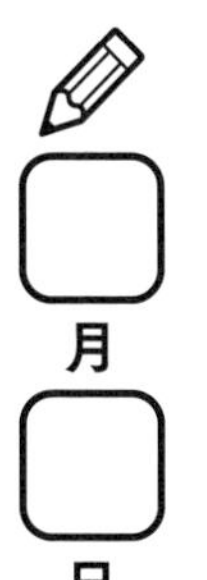

①

朝	長
門	志

②

万	飲
花	魂

次のサイコロの見えている3面の数字をたしてください。

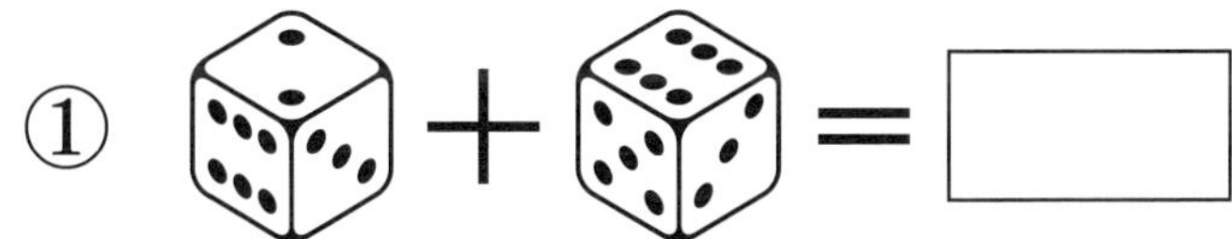

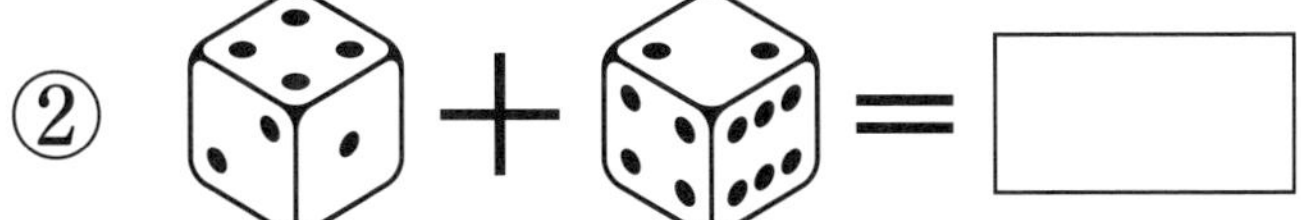

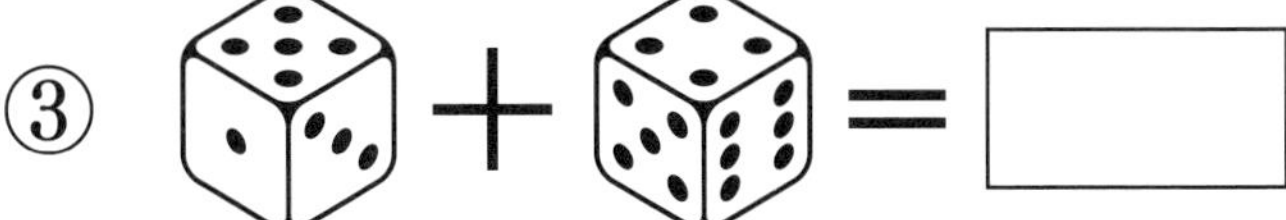

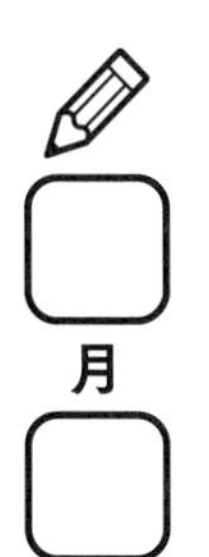

162日目

□に漢字を入れて四字熟語を完成させてください。

月　日

① 群集□□ …（多くの人が集まり興奮して生じる感情）

② 現状□□ …（今の好ましくない状態を変えること）

③ 行□流□ …（物事に執着せず、境遇に順応して行動すること）

④ □毅□訥 …（心が強く、飾り気がなく、口数が少ないさま）

⑤ 巧□令□ …（言葉を飾り、こびへつらうこと）

57ページの解答 【154日目】①余②偶【155日目】①73②22③14④35【156日目】紀貫之（きのつらゆき）

163日目

月　日

例を参考に、空欄にひらがなを入れてことわざ・慣用句を完成させてください。（言葉は時計回りに並んでいます）

〈例〉 す　め　ば　み　や　こ

答＝すめばみやこ

① き　へ　の　こ

ヒント：楽しければよし

② ば　ん　ん　か

ヒント：錦の御旗

164日目

月　日

かけ算で計算しましょう。（計算方法は5ページ参照）

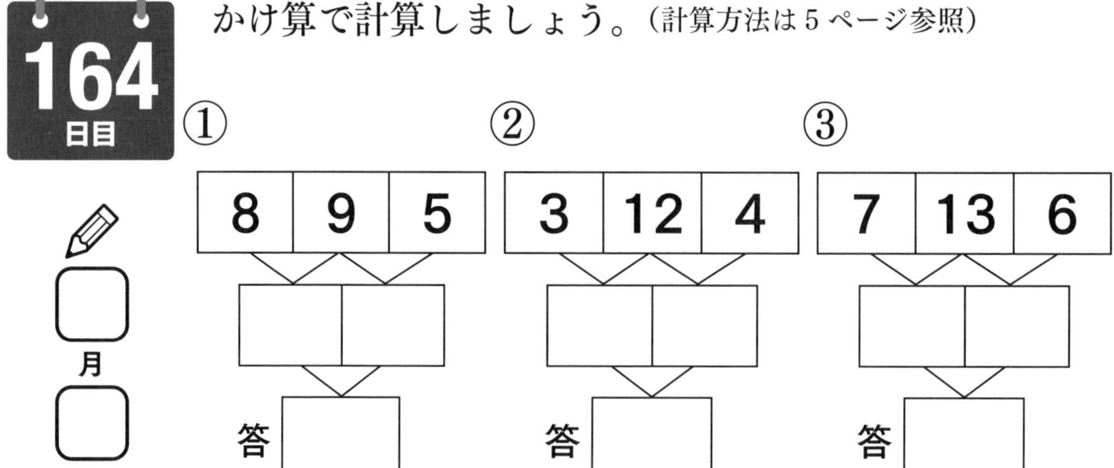

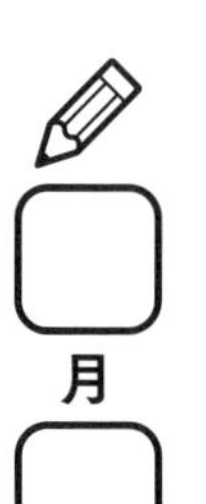

昭和に流行したモノ・人物などについてお答えください。

昭和39年10月に開催された東京オリンピックの女子体操競技で、個人総合・平均台・跳馬の3つの金メダルを獲得し、「オリンピックの名花」と讃えられた体操選手ベラ・チャスラフスカの出身国は？

58ページの解答

【157日目】①冠②笑止③丹精④目処（目途）⑤手塩【158日目】8224円
【159日目】①はち②うし③ごくらく④れいぎ⑤とうり⑥ぶし

166日目

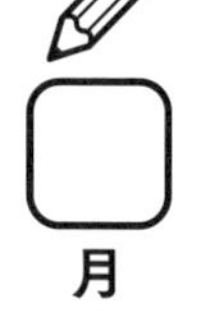

月

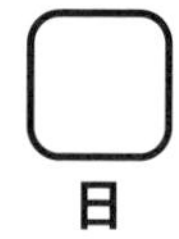

日

□に共通する部首は何ですか？

① □申・□且・□斤

② □气・□召・□中

③ □兑・□毎・□夬

167日目

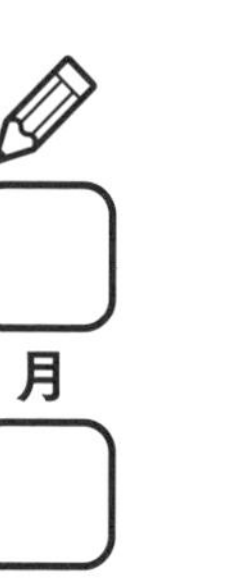

月

日

時計が鏡に映って左右反転しています。時刻は何時何分ですか？

①

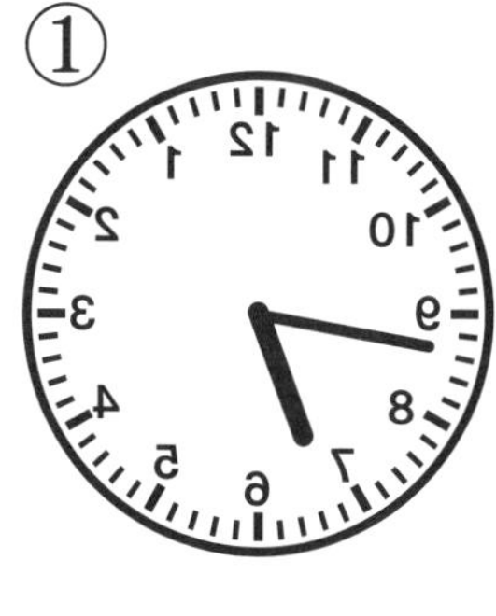

□時□分

②

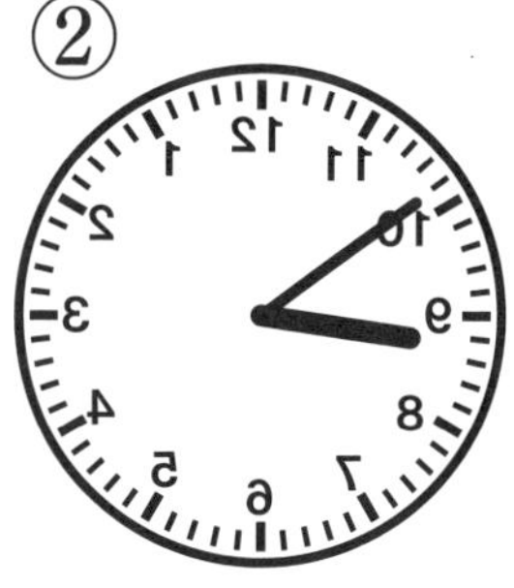

□時□分

③

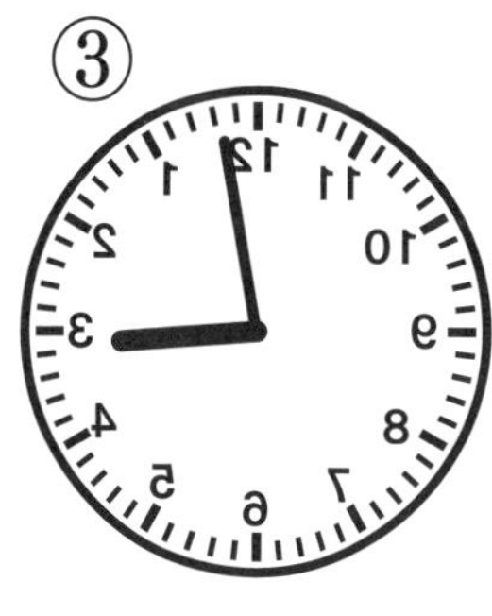

□時□分

168日目

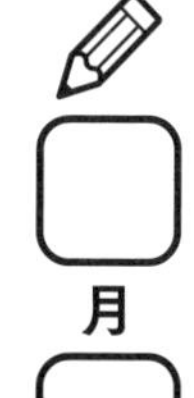

月

日

次の計算をしましょう。計算機は使わず、筆算か暗算でお答えください。

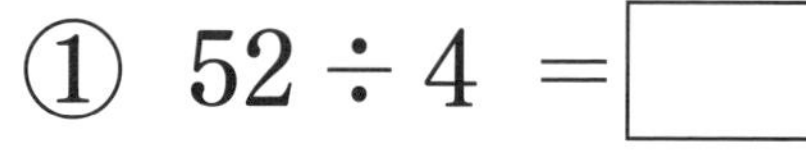

① $52 \div 4 =$ □

② $290 \div 5 =$ □

③ $344 \div 8 =$ □

④ $261 \div 9 =$ □

59ページの解答

【161日目】①25②19③24

【162日目】①心・理②打・破③雲・水④剛・木（朴）⑤言・色

169日目

次の漢字の読み方を書いてください。

①捻る ［　　　］ ⑤独楽 ［　　　］
②緩急 ［　　　］ ⑥推敲 ［　　　］
③鼎 ［　　　］ ⑦氏神 ［　　　］
④糠 ［　　　］ ⑧牡丹餅 ［　　　］

月　日

170日目

タテの列、ヨコの列、太線で囲まれたブロックに、それぞれ１～４の数字が一つずつ入ります。（ア）～（ウ）のマスに入った数字をお答えください。（解き方は５ページ参照）

3			2
		4	
（ア）	2	3	
1	（イ）	（ウ）	4

月　日

171日目

次の計算をしましょう。計算機は使わず、答えは算用数字で書いてください。

①七百七十五足す二百四十三足す六十六 ＝
②三十三掛ける八十八足す五十九 ＝
③八百八引く三百五十七足す二百十 ＝
④五十三足す九十九足す三十九 ＝

月　日

60ページの解答
【163日目】①へたのよこずき②かてばかんぐん【164日目】①3240②1728③7098【165日目】旧チェコスロバキア（現在のチェコ）

172日目

□に漢字を入れて熟語を完成させてください。

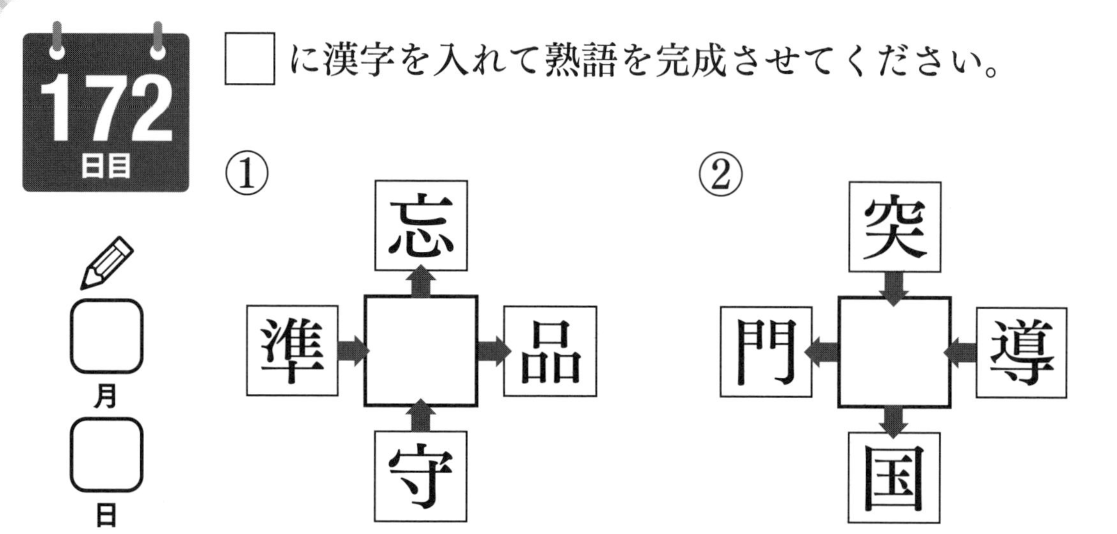

173日目

いちばん重いのはどれでしょうか？

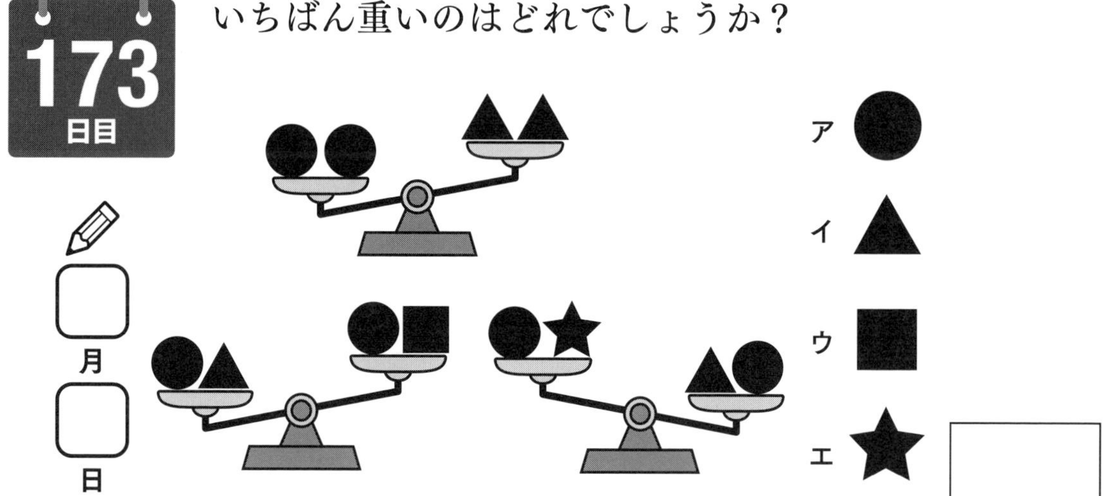

174日目

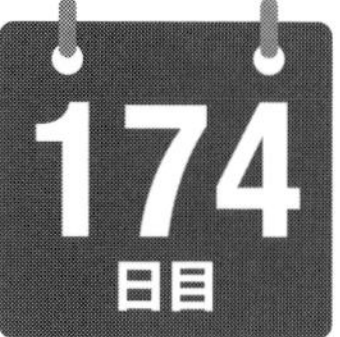

次の計算をしましょう。計算機は使わず、筆算か暗算でお答えください。

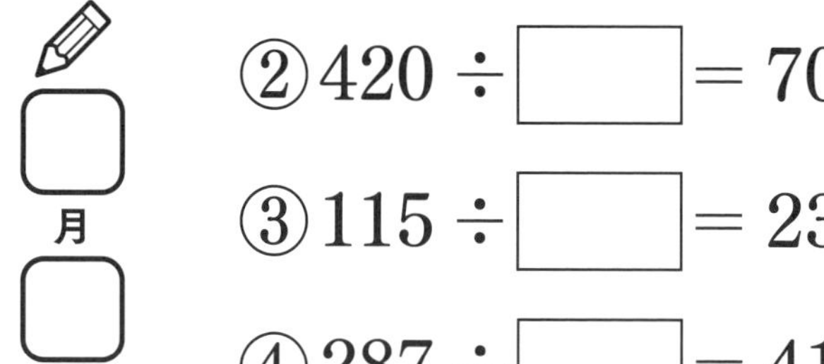

①120 ÷ □ = 15

②420 ÷ □ = 70

③115 ÷ □ = 23

④287 ÷ □ = 41

月

日

61ページの解答　【166日目】①しめすへん②さんずい③りっしんべん　【167日目】①6時43分②8時51分③3時2分【168日目】①13②58③43④29

175日目

月　日

下線を引いたひらがな部分を漢字に直してください。

①いたずらをして母親からおめだまを食らった。［　　　］

②彼の優れた技能は長年のしょうじんの賜物である。［　　　］

③同窓会を呼びかけたちょうほんにんが風邪で欠席した。［　　　］

④きれいな景色を見て、目のほようができた。［　　　］

⑤学生時代にいきとうごうして以来、いい友人関係が続いている。［　　　］

176日目

月　日

お金がいくらあるか計算しましょう。

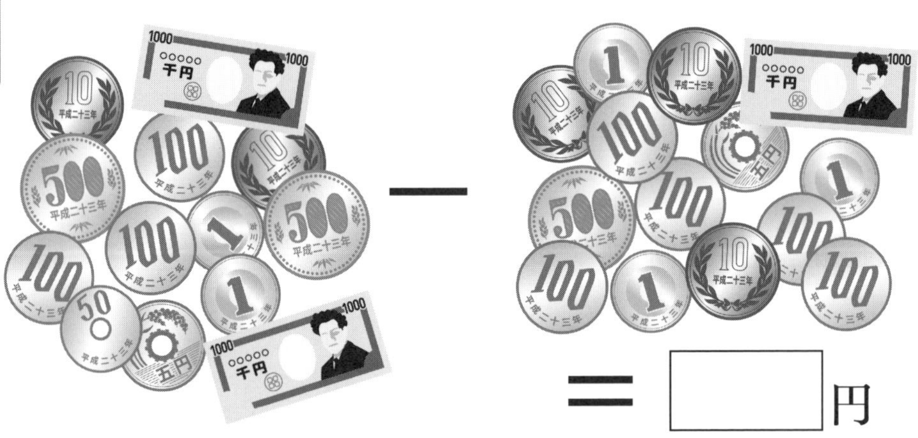

＝［　　　］円

177日目

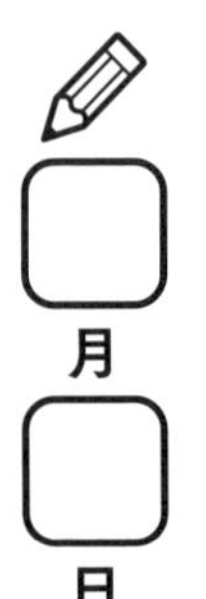

月　日

次の漢字を見ておぼえてください。10秒たったら問題をかくして、紙に書いてください。
(位置もしっかりおぼえましょう)

①

野	針
徳	池

②

当	頭
神	広

62ページの解答
【169日目】①ひね（ねじ）②かんきゅう③かなえ④ぬか⑤こま⑥すいこう⑦うじがみ⑧ぼたもち【170日目】（ア）4（イ）3（ウ）2【171日目】①1084②2963③661④191

このページの解答は67ページ

178日目

一〜十のうち、足りない数字を見つけて「暗算」しましょう。答えは算用数字で書いてください。

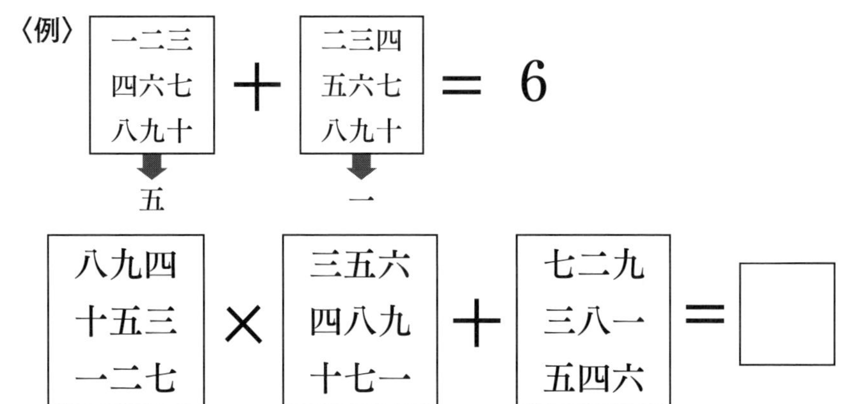

月 日

179日目

日本の古典文学にまつわる次の質問にお答えください。

『源氏物語』は、日本を代表する古典文学作品である。光源氏の誕生から、多くの女性と関係を持ちつつ栄華を極める姿が描かれ、光源氏の死後の物語へと続く。作者の紫式部が仕えた中宮彰子（ちゅうぐうしょうし）の父親は誰？

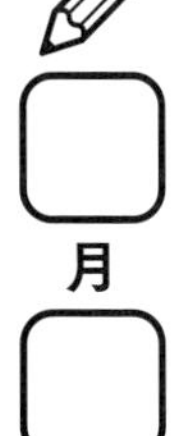

月 日

180日目

隣り合う六角形の中の数をたすと、上の六角形の数になります。空いている六角形にあてはまる数を書きましょう。

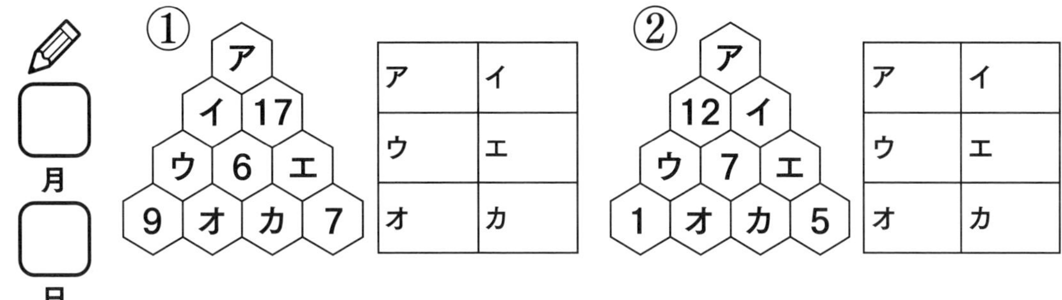

月 日

63ページの解答 【172日目】①備②入【173日目】ア【174日目】①8②6③5④7

181日目

□に漢字を入れて四字熟語を完成させてください。

①広大□□…（広々として果てしないこと）

②□唐□稽…（中身も根拠もないでたらめ）

③□明□大…（私心がなく心が潔白であること）

④極楽□□…（阿弥陀仏がいる清らかな世界）

⑤孤□奮□…（一人で困難に立ち向かい力を尽くすこと）

□月 □日

182日目

ひとつだけ異なる図形がまぎれこんでいます。見つけて「A–1」のように記号で答えてください。

	1	2	3	4	5	6
A						
B						
C						
D						

□月 □日

183日目

4つの漢字を組み合わせてできる「二字熟語」を答えてください。

〈例〉士＋音＋心＋心＝意志

①隹＋糸＋木＋扁＝［　　　］

②方＋言＋口＋門＝［　　　］

③刑＋木＋莫＋土＝［　　　］

④斗＋米＋里＋王＝［　　　］

□月 □日

64ページの解答 【175日目】①目玉②精進③張本人④保養⑤意気投合【176日目】1339円

184日目

月　日

次の計算をしましょう。計算機は使わず、筆算か暗算でお答えください。

①132 ÷ □ = 33

②270 ÷ □ = 54

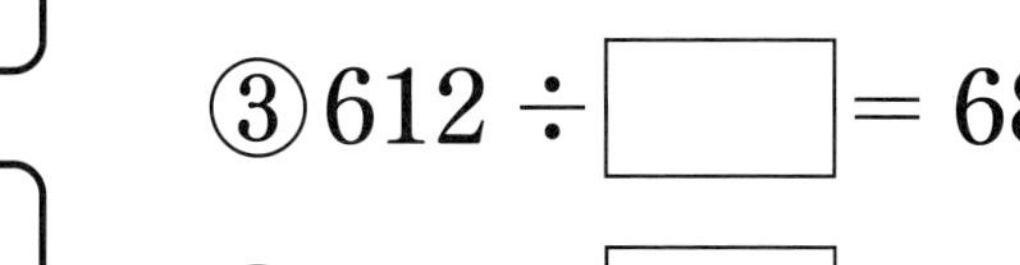

③612 ÷ □ = 68

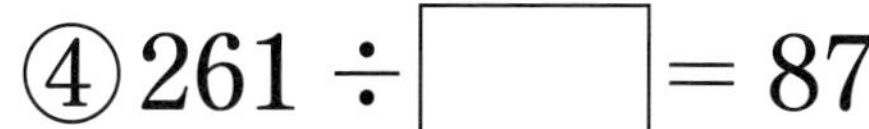

④261 ÷ □ = 87

185日目

月　日

折り紙を４つ折りにして一部を切り取りました。開いたとき、どんな形になっているでしょうか。①〜③の中から選んでください。

〈例〉４つ折りにして一部を切り取り、開くとこのようになります。

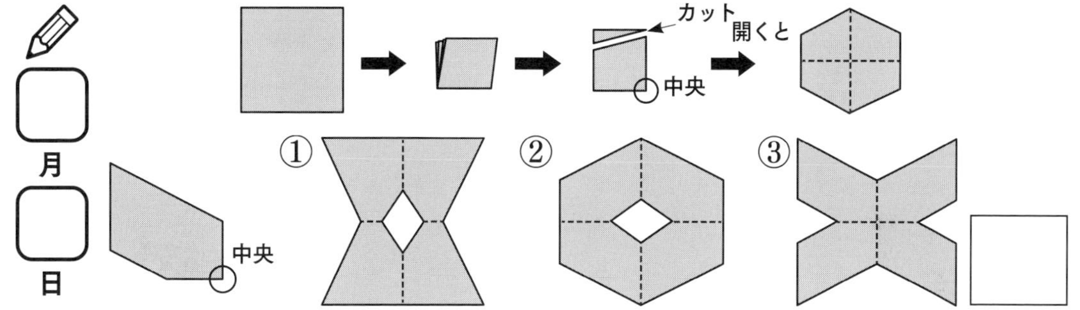

186日目

月　日

次の漢字の読み方を書いてください。

①駆逐 [　　　]　⑤虚無僧 [　　　]

②乾坤 [　　　]　⑥杜撰 [　　　]

③兜 [　　　]　⑦泥鰌 [　　　]

④洒脱 [　　　]　⑧法螺 [　　　]

65ページの解答 【178日目】22【179日目】藤原道長(ふじわらのみちなが)【180日目】①ア＝34　イ＝17　ウ＝11　エ＝11　オ＝2　カ＝4　②ア＝27　イ＝15　ウ＝5　エ＝8　オ＝4　カ＝3

187日目

□月□日

それぞれいくつありますか？

①トライアングル⇒□個　②サックス⇒□個

③ハープ⇒□個

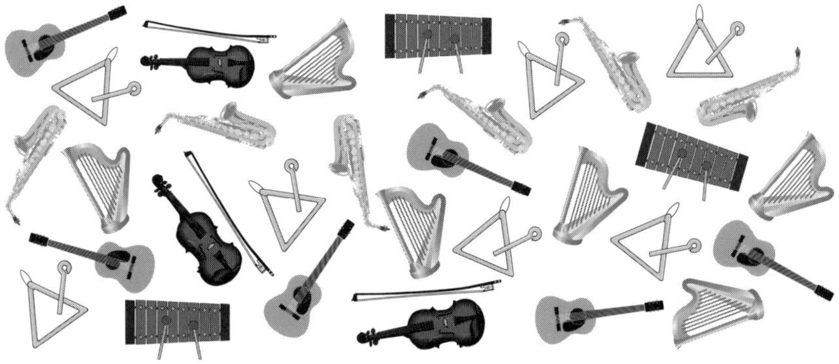

188日目

□月□日

□に同じ漢字を入れて、三字熟語を完成させてください。

① 天王□・梁□泊・案□子

② 用□棒・夢□地・老婆□

③ □里眼・□秋楽・値□金

189日目

□月□日

□に漢字を入れて熟語を完成させてください。

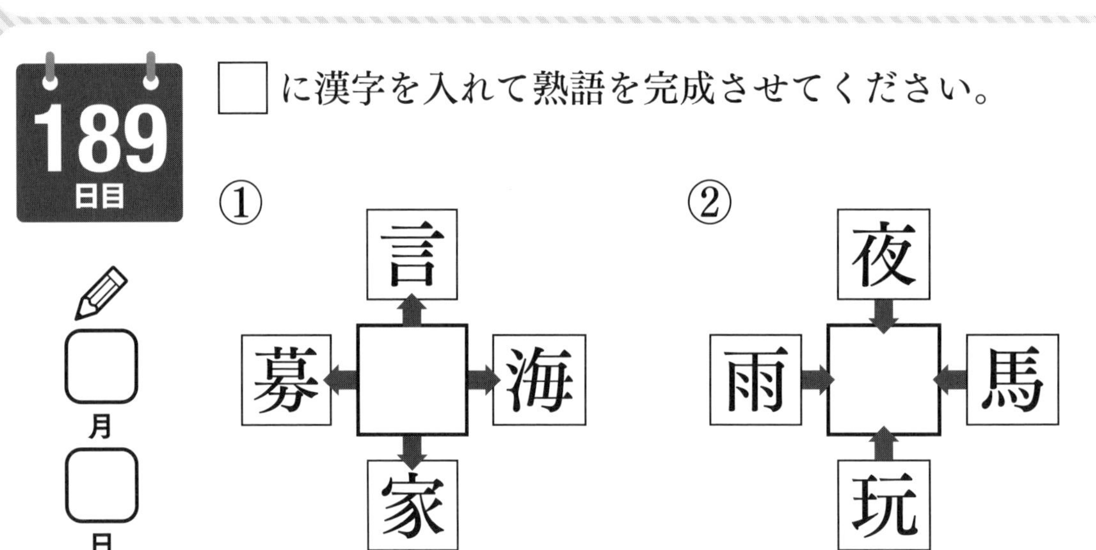

66ページの解答

【181日目】①無・辺②荒・無③公・正④浄・土⑤軍・闘【182日目】B-1
【183日目】①編集②訪問③模型④料理

このページの解答は71ページ

次の経歴・事績にあてはまる歴史上の人物の名前をお答えください。

明治・大正期の実業家。大蔵省退官後、第一国立銀行（現・みずほ銀行）の頭取となり、多数の地方銀行設立を指導。王子製紙、富岡製糸場等500社以上の設立に携わり、日本資本主義の父と呼ばれる。

月　日

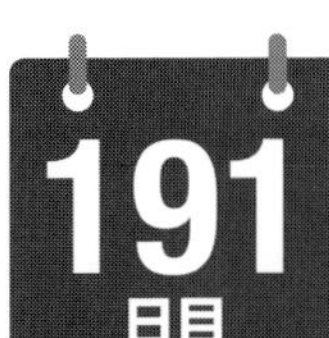

次の計算をしましょう。計算機は使わず、筆算か暗算でお答えください。

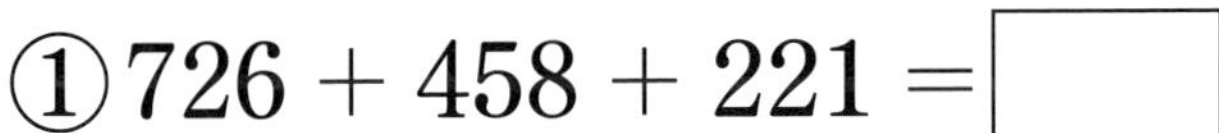

①726 + 458 + 221 =

②386 + 297 + 566 =

③854 + 492 + 749 =

④172 + 583 + 920 =

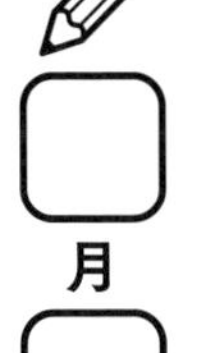

月　日

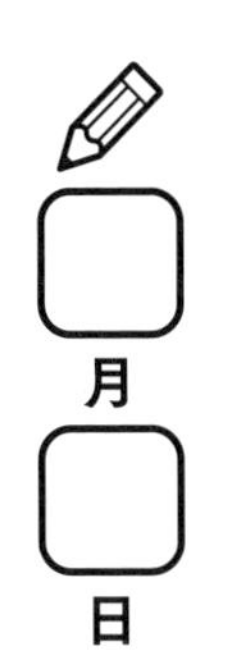

立方体のブロックを積み重ねた次の図形は、何個のブロックで構成されているでしょうか。（※積まれたブロックの下に空洞はありません）

①

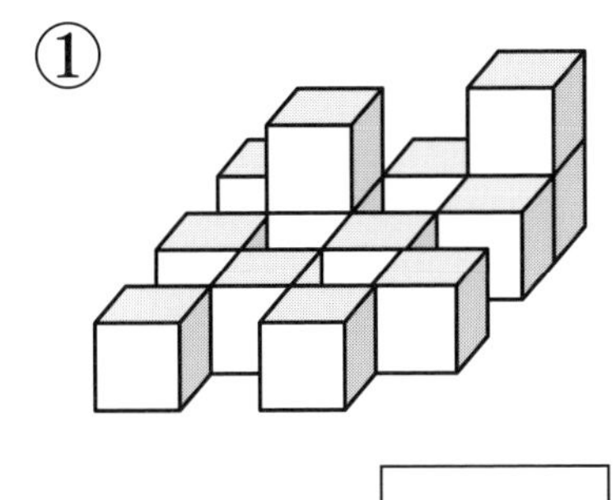

②

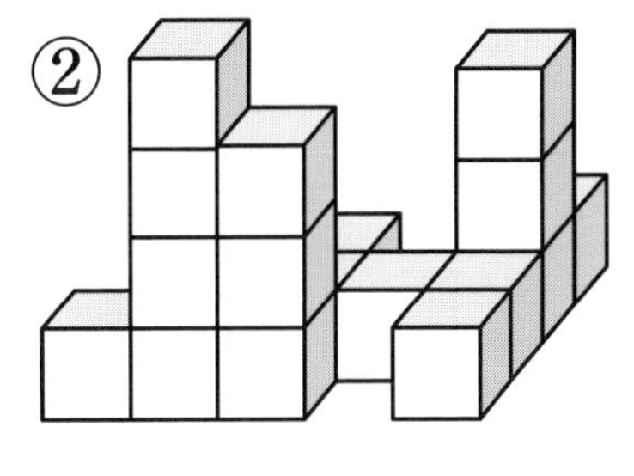

個　　個

【184日目】①4②5③9④3　【185日目】③【186日目】①くちく②けんこん③かぶと④しゃだつ⑤こむそう⑥ずさん⑦どじょう⑧ほら

193日目

□にひらがなを入れてことわざを完成させてください。

①□□降って地固まる
②□□の敵を長崎で討つ
③□□も鳴かずば打たれまい
④柔よく□□を制す
⑤捕らぬ□□□の皮算用
⑥仏作って□□□□入れず

月　日

194日目

お金がいくらあるか計算しましょう。

①　□円

②　□円

月　日

195日目

文字を並べ替えて正しい言葉を完成させてください。

①「いだてゆんたき」（　　　）
ヒント：気持ちを張り詰めて

②「かかすぐにらいめり」（　　　）
ヒント：効果なし

③「みずみにみね」（　　　）
ヒント：思いがけず

④「くいむしょぃげた」（　　　）
ヒント：役立たず

月　日

68ページの解答
【187日目】①7個②6個③6個【188日目】①山②心③千
【189日目】①公②具

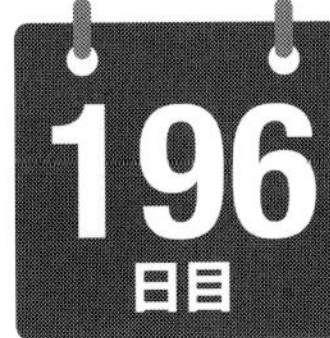

次の計算をしましょう。計算機は使わず、筆算か暗算でお答えください。

月　日

①655 + 883 + 419 =

②223 + 445 + 667 =

③317 + 287 + 819 =

④555 + 777 + 999 =

次のサイコロの見えていない3面の数字をたしてください。（サイコロは向かい合う面の数字をたすと7になります）

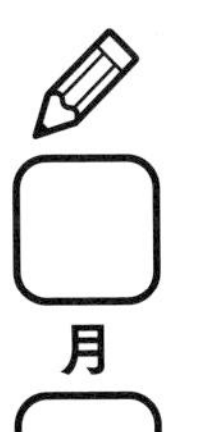

月　日

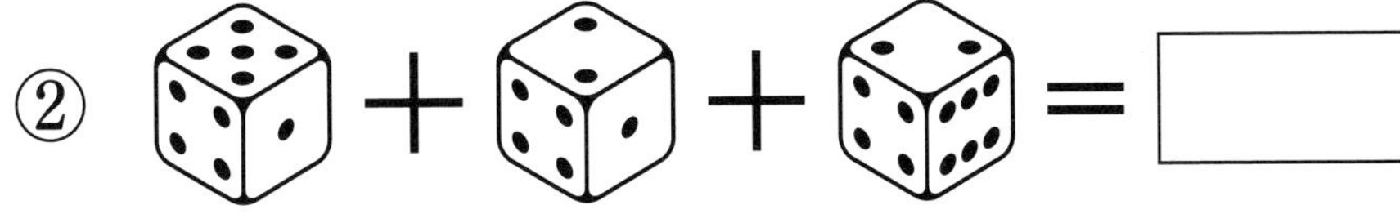

①

②

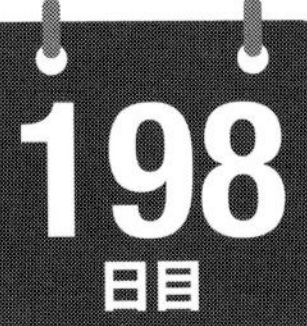

地理に関する次の問いにお答えください。

月　日

日本三名園とは、兼六園（けんろくえん）、後楽園（こうらくえん）、偕楽園（かいらくえん）の3つの日本庭園の総称である。兼六園は石川県金沢市に、後楽園は岡山県岡山市にあるが、偕楽園があるのは何県何市？

69ページの解答

【190日目】渋沢栄一（しぶさわえいいち）【191日目】①1405②1249③2095④1675
【192日目】①13個②17個

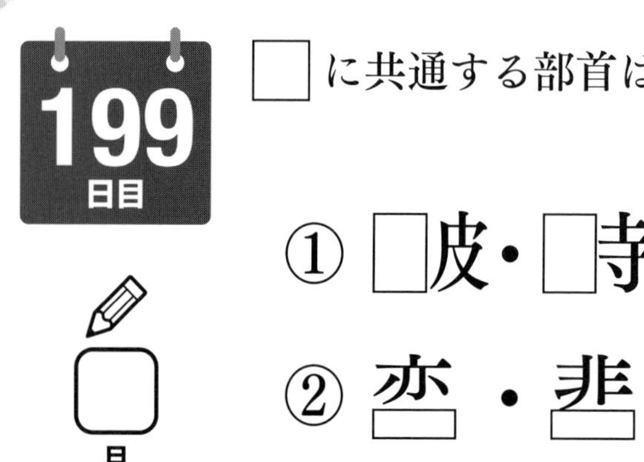

□に共通する部首は何ですか？

① □皮・□寺・□恵

② 亦・非・刍（下に□）

③ □干・□由・□圣

月 日

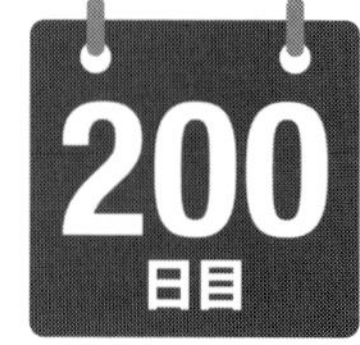

時計が鏡に映って左右反転しています。時刻は何時何分ですか？

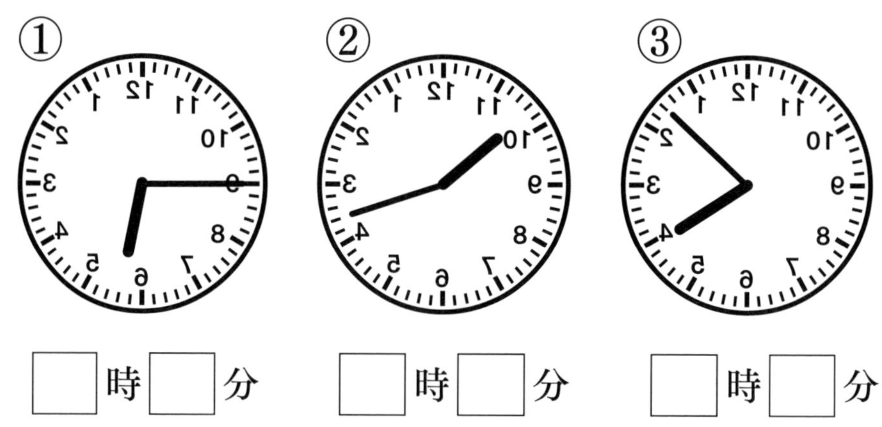

① □時□分　② □時□分　③ □時□分

月 日

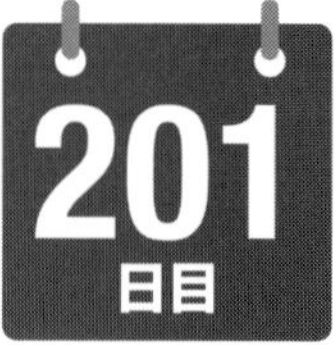

たし算で計算しましょう。（計算方法は5ページ参照）

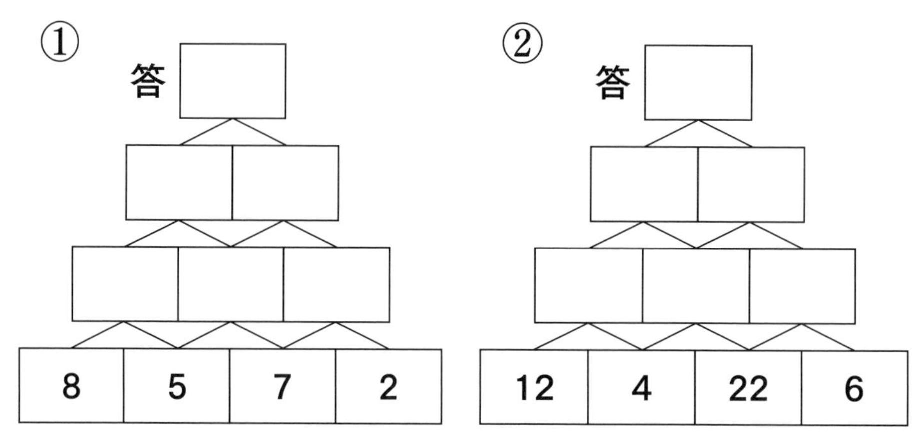

月 日

70ページの解答

【193日目】①あめ②えど③きじ④ごう⑤たぬき⑥たましい【194日目】①8265円②11097円
【195日目】①ゆだんたいてき②にかいからめぐすり③ねみみにみず④むげいたいしょく

202日目

下線を引いたひらがな部分を漢字に直してください。

□月 □日

①かほうは寝て待て。［　　　］

②下手な俳句ですが、ごしょうらんください。［　　　］

③つつましいながら、毎日楽しく暮らしている。［　　　］

④「もったいない精神」で古い物を大切に使っている。［　　　］

⑤大豆をつまんでおはしの練習をした。［　　　］

203日目

次の数字を見ておぼえてください。10秒たったら問題をかくして、紙に書いてください。
(位置もしっかりおぼえましょう)

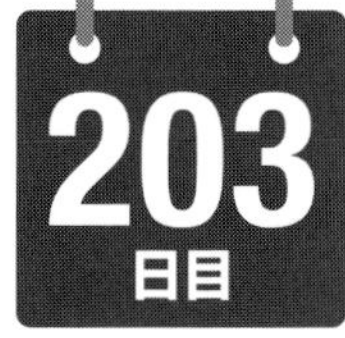

□月 □日

①

7	32
58	21

②

15	3
30	17

204日目

□に漢字を入れて四字熟語を完成させてください。

□月 □日

① □臓□腑 …(はらわた、からだじゅう)

② □□兼備 …(女性が、すぐれた能力と美貌をどちらももっていること)

③ □即□空 …(あらゆる現象は仮の姿であり、本質は空であること)

④ □□淘汰 …(条件に適した生物が生き残り、適さない生物が滅びること)

⑤ □□楚歌 …(周囲を敵に囲まれて孤立無援の状態)

71ページの解答
【196日目】①1957②1335③1423④2331【197日目】①30②34
【198日目】茨城県水戸市

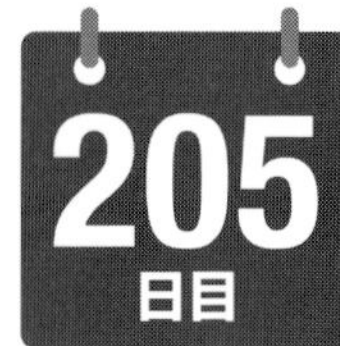

次の図形を上下反転させるとどうなるでしょうか。記号でお答えください。

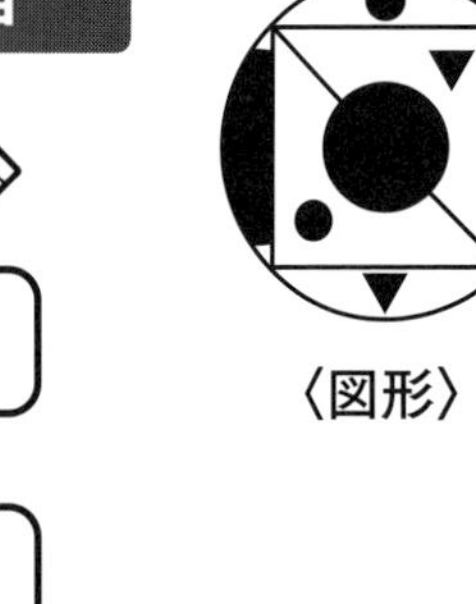

〈図形〉

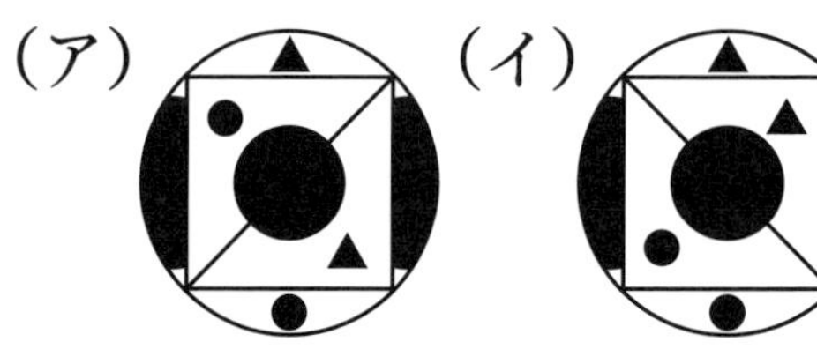

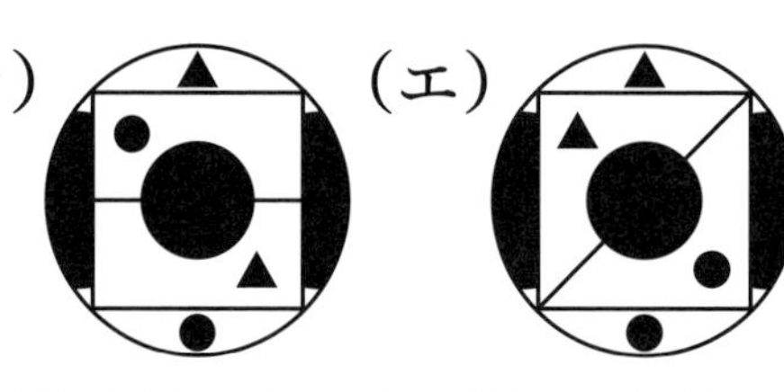

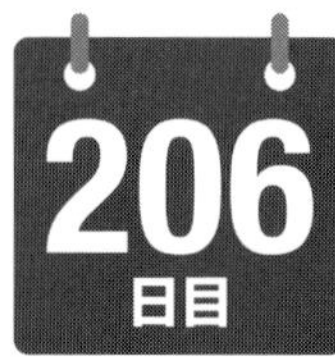

日本の古典文学にまつわる次の質問にお答えください。

『平家物語』は、一度は隆盛を極めた平家一門が、源氏との戦に負けて滅んでいく過程を描いた軍記物語である。源頼朝（みなもとのよりとも）・義経（よしつね）のいとこで、倶利伽羅（くりから）峠の戦いで平氏を破った武将の名前は？

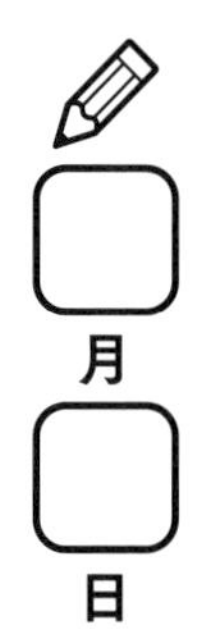

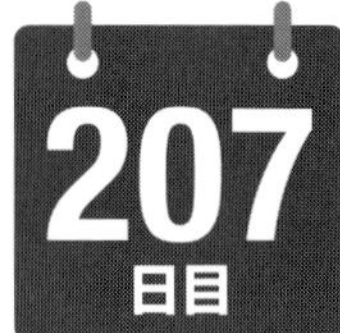

次の虫食いになっている四字熟語をお答えください。

① 一　通行

② 持　祷

③ 反射

④ 直　動

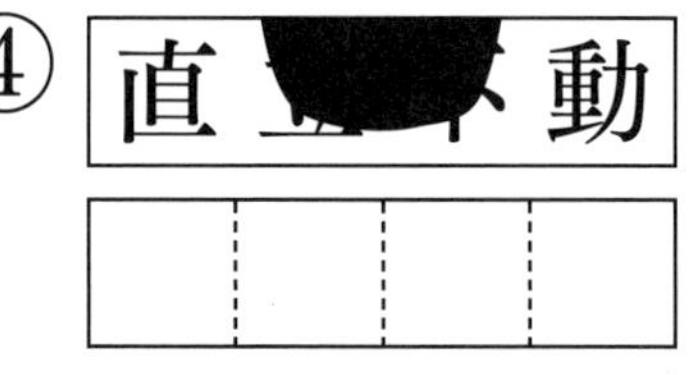

72ページの解答
【199日目】①ぎょうにんべん②したごころ（こころ）③くるまへん
【200日目】①5時45分②10時18分③4時8分【201日目】①46②96

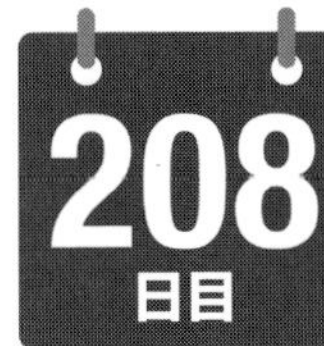

次の計算をしましょう。計算機は使わず、筆算か暗算でお答えください。

月　日

①456＋□＋810＝1551

②630＋□＋239＝1767

③222＋□＋333＝1042

④752＋□＋794＝2256

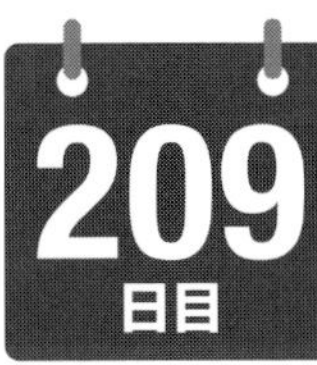

例を参考に、空欄にひらがなを入れてことわざ・慣用句を完成させてください。（言葉は時計回りに並んでいます）

〈例〉

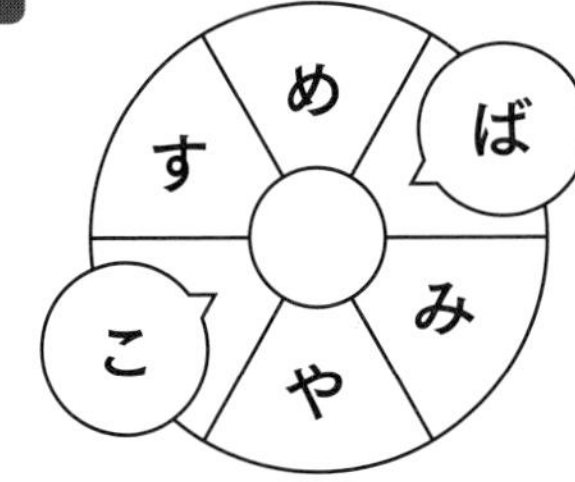

答＝すめばみやこ

①

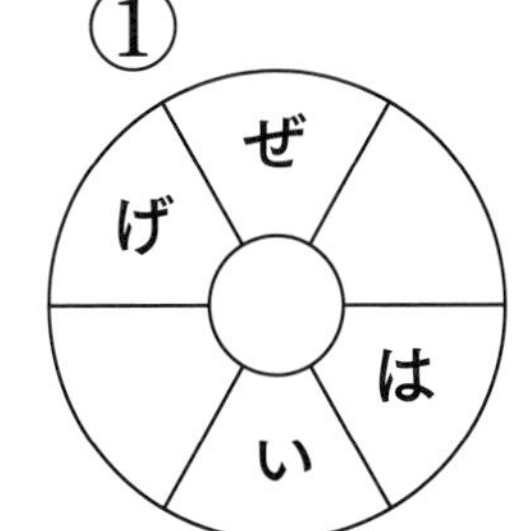

ヒント：チャンスを逃すな！

②

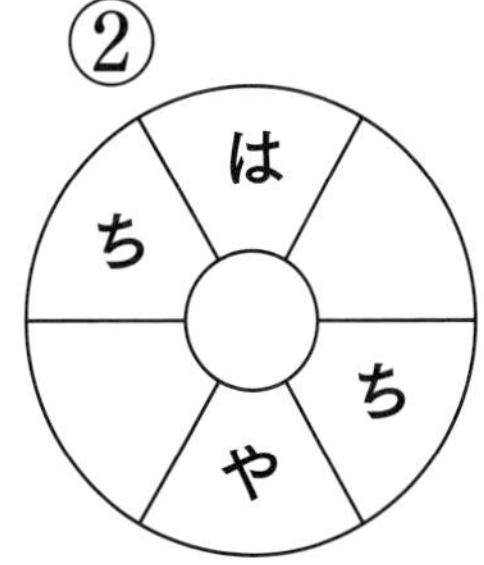

ヒント：プロの技

月　日

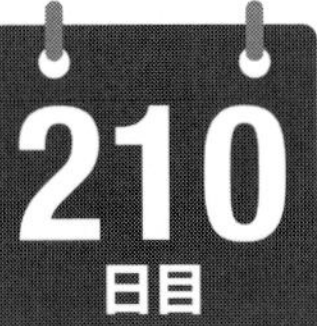

次の漢字の読み方を書いてください。

月　日

①羹	[　　]	⑤米櫃	[　　]
②肴	[　　]	⑥鞠	[　　]
③裃	[　　]	⑦団栗	[　　]
④逆鱗	[　　]	⑧喇叭	[　　]

73ページの解答

【202日目】①果報②笑覧③慎④勿体⑤箸

【204日目】①五・六②才・色③色・是④自・然⑤四・面

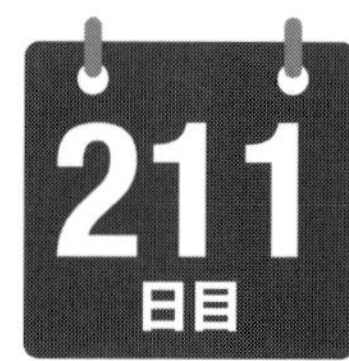

次の計算をしましょう。計算機は使わず、答えは算用数字で書いてください。

①よんひゃくろくじゅうはちわるじゅうはち ＝［　　］

②ななひゃくきゅうじゅうさんわるろくじゅういち ＝［　　］

③さんびゃくななじゅうはちわるきゅう ＝［　　］

④にひゃくにじゅうごわるじゅうご ＝［　　］

月　日

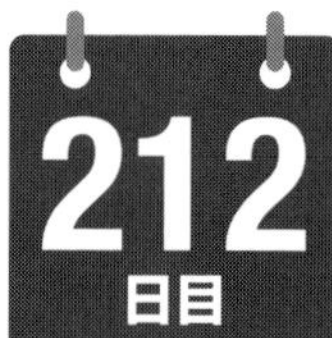

タテの列、ヨコの列、太線で囲まれたブロックに、それぞれ1～4の数字が一つずつ入ります。(ア)～(ウ)のマスに入った数字をお答えください。(解き方は5ページ参照)

3		(ア)	
(イ)	1		4
1	2		(ウ)
		2	1

月　日

213日目

4つの漢字を組み合わせてできる「二字熟語」を答えてください。

〈例〉士＋音＋心＋心＝意志

① 音＋日＋己＋言＝［　　］

② 尺＋口＋貝＋馬＝［　　］

③ 日＋日＋寺＋門＝［　　］

④ 林＋木＋木＋木＝［　　］

月　日

74ページの解答
【205日目】(ア)【206日目】木曽義仲(源義仲)
【207日目】①一方通行②加持祈祷③反射神経④直立不動

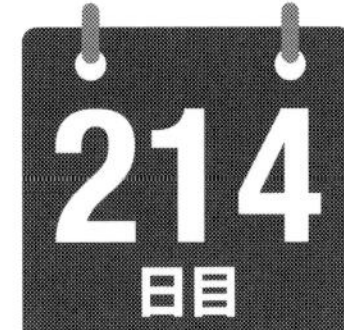

月

日

お金がいくらあるか計算しましょう。

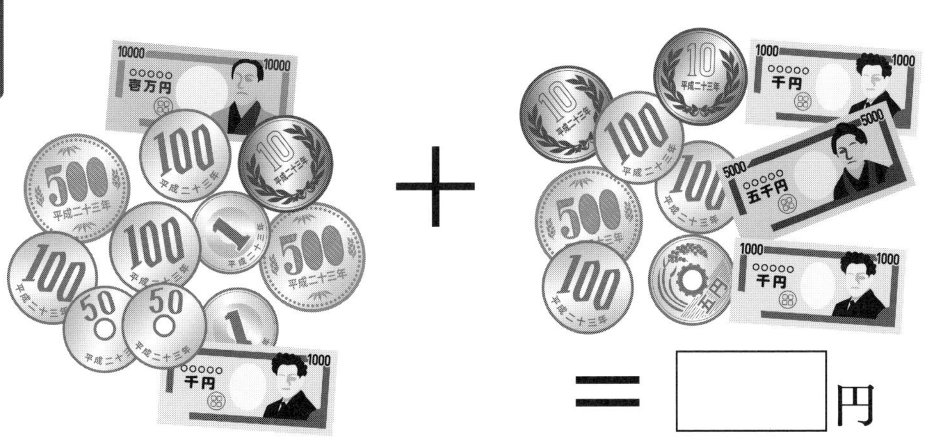

＝ 　　円

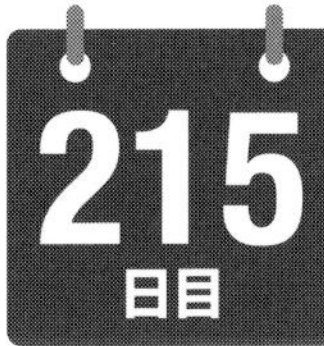

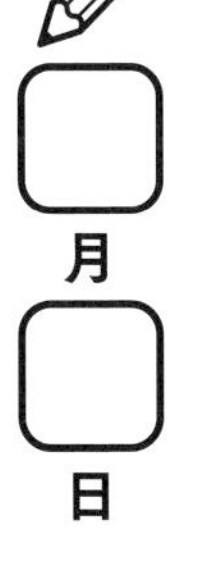

昭和に流行したモノ・人物などについてお答えください。

ハンガリーの建築学者が考案した、立方体の各面が9分割され、任意の列を回転させることで面ごとの色を合わせていく立体パズルが昭和55年に大ブームとなった。この立体パズルの正式名称は？

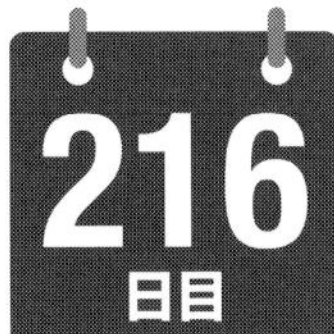

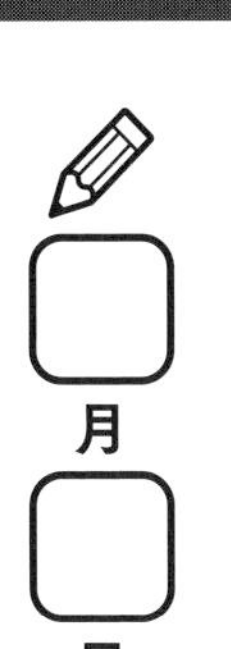

□に漢字を入れて熟語を完成させてください。

①

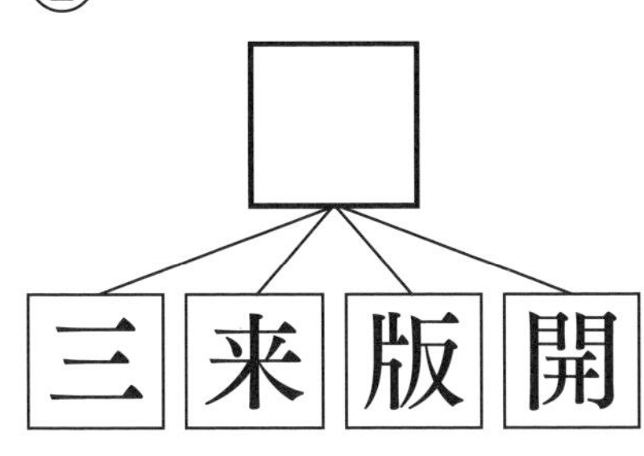

②

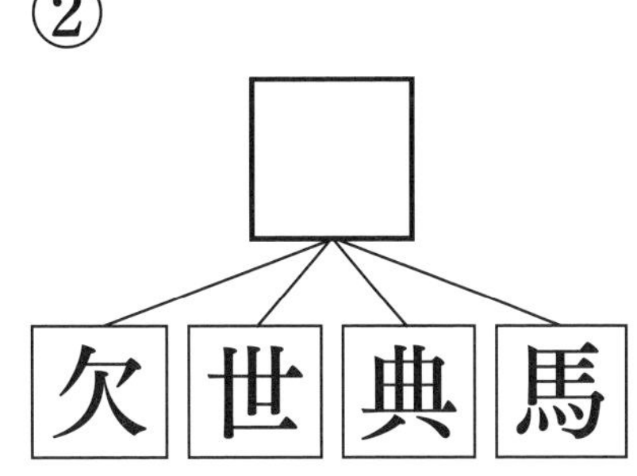

75ページの解答　【208日目】①285②898③487④710【209日目】①ぜんはいそげ②もちはもちや【210日目】①あつもの②さかな③かみしも④げきりん⑤こめびつ⑥まり⑦どんぐり⑧らっぱ

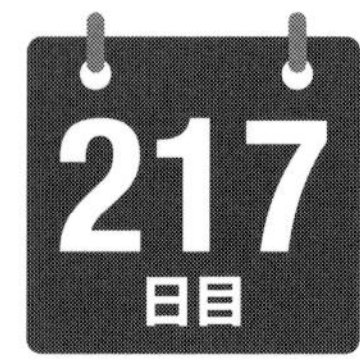

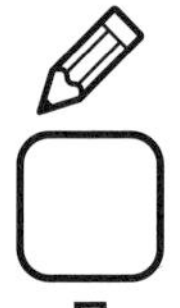

月　日

次の計算をしましょう。計算機は使わず、筆算か暗算でお答えください。

①551 + □ + 123 = 1502

②893 + □ + 992 = 2495

③356 + □ + 635 = 1935

④138 + □ + 327 = 981

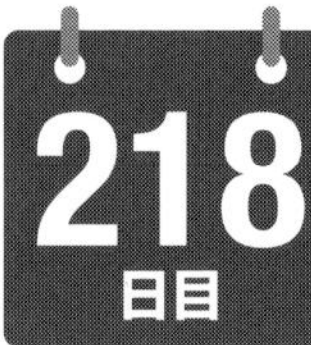

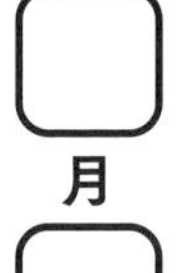

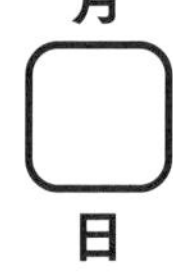

□に共通する部首は何ですか？

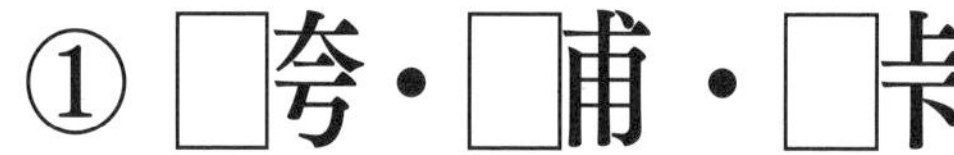

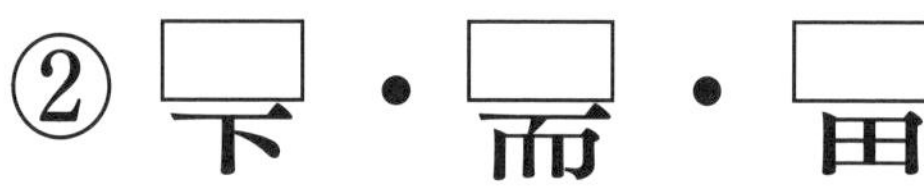

③ □月・□免・□青

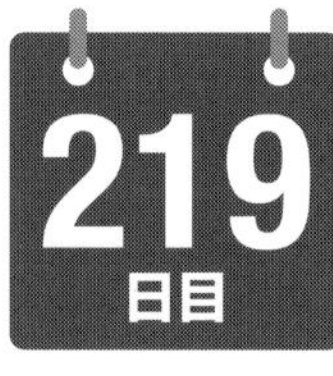

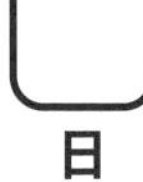

月　日

次の計算をしましょう。計算機は使わず、筆算か暗算でお答えください。

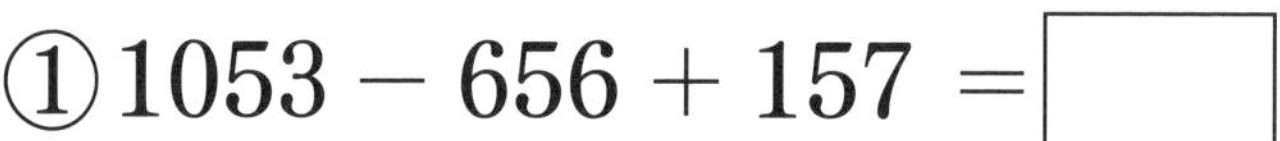

②789 − 334 + 618 = □

③438 + 329 − 860 = □

④277 + 460 − 399 = □

76ページの解答
【211日目】①26②13③42④15【212日目】（ア）1（イ）2（ウ）3
【213日目】①暗記②駅員③時間④森林

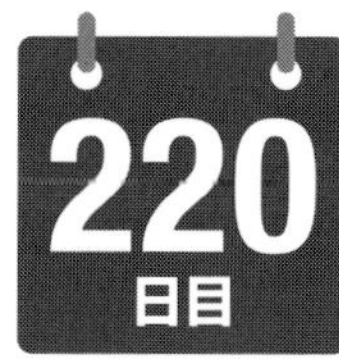

ひとつだけ異なる図形がまぎれこんでいます。見つけて「A–1」のように記号で答えてください。

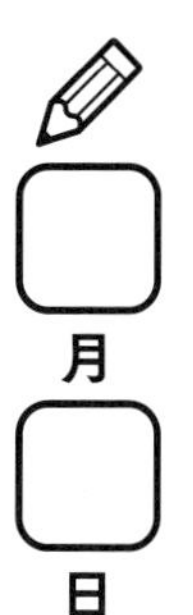

	1	2	3	4	5	6
A						
B						
C						
D						

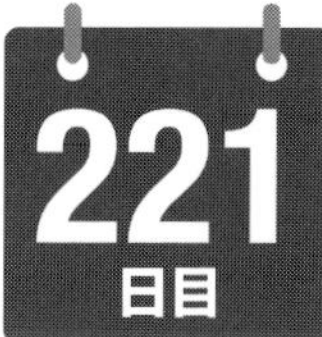

下線を引いたひらがな部分を漢字に直してください。

月

日

①お正月休みに実家にきせいした。 [ ]

②子供たちはしろくじちゅう楽しそうに遊んでいる。 [ ]

③まさにてんしょくといえる仕事に巡り合えた。 [ ]

④その分野について、私はもんがいかんだ。 [ ]

⑤かっぱの川流れ。 [ ]

次の数字を見ておぼえてください。10秒たったら問題をかくして、紙に書いてください。

（位置もしっかりおぼえましょう）

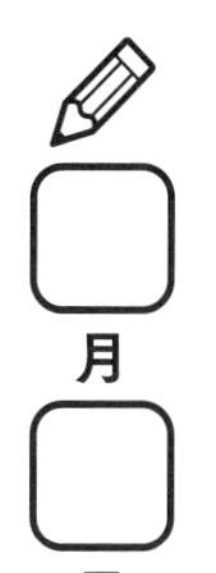

①

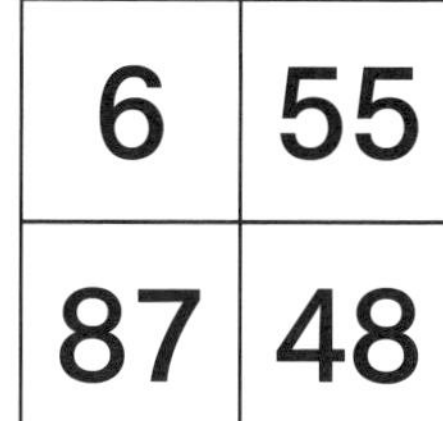

6	55
87	48

②

63	24
39	76

77ページの解答 【214日目】20237円【215日目】ルービックキューブ【216日目】①再②出

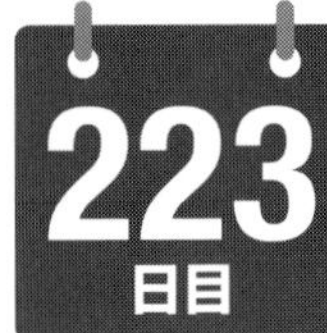

次の経歴・事績にあてはまる歴史上の人物の名前をお答えください。

明治・大正・昭和期の教育者。著書『武士道』が世界でベストセラーとなる。台湾総督府に招聘(しょうへい)されて農業指導を行ない、国際連盟で事務局事務次長を務めるなど、世界を舞台に活躍した。

224日目

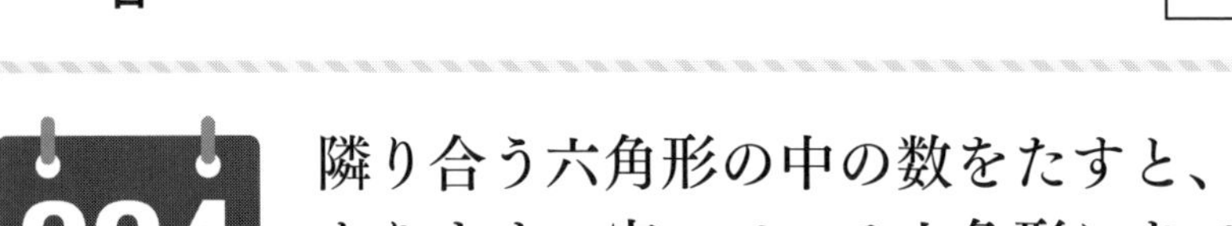

隣り合う六角形の中の数をたすと、上の六角形の数になります。空いている六角形にあてはまる数を書きましょう。

月
日

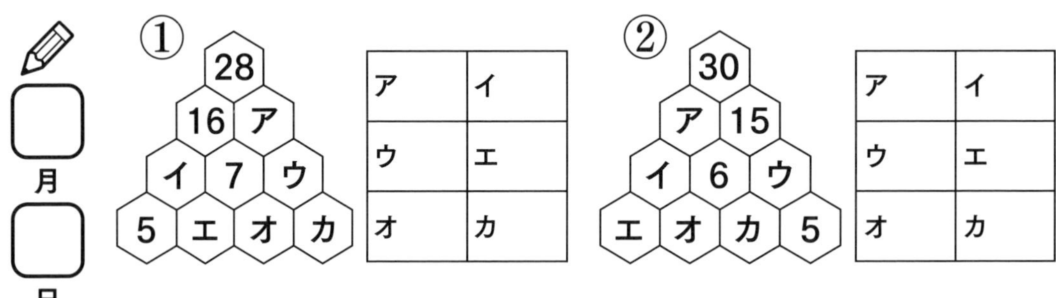

225日目

□に漢字を入れて四字熟語を完成させてください。

月
日

① □□無尽 …（自由自在なさま）

② □由奔□ …（思うままに行動するさま）

③ □□無垢 …（邪念もけがれもないこと）

④ 少数□□ …（えりぬきの優秀な人材）

⑤ □套手□ …（いつも決まって用いる方法）

78ページの解答

【217日目】①828②610③944④516【218日目】①ころもへん②あめ（あま）かんむり③ひへん（にちへん）【219日目】①554②1073③－93④338

このページの解答は83ページ

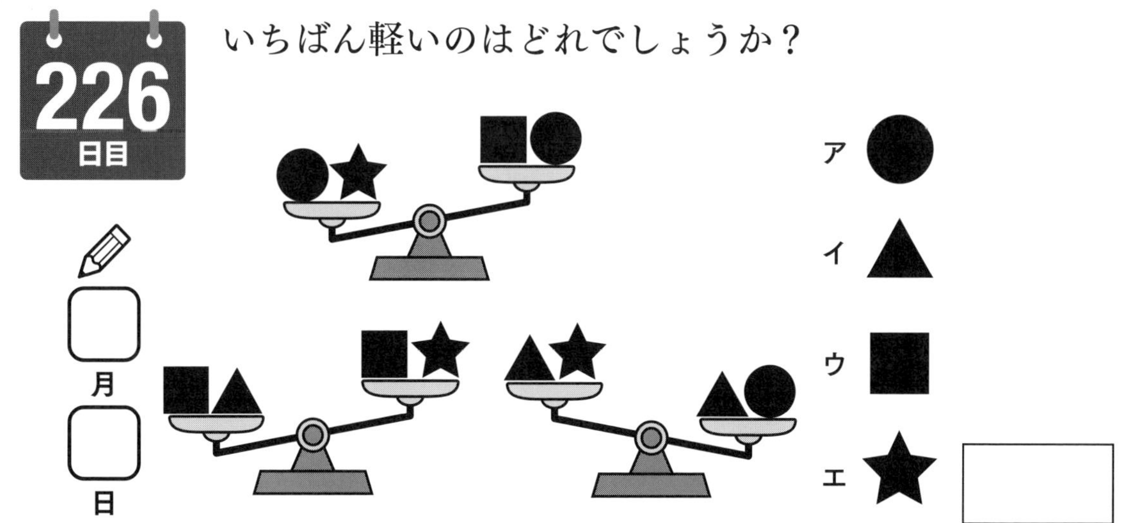

226日目

いちばん軽いのはどれでしょうか？

ア ● イ ▲ ウ ■ エ ★

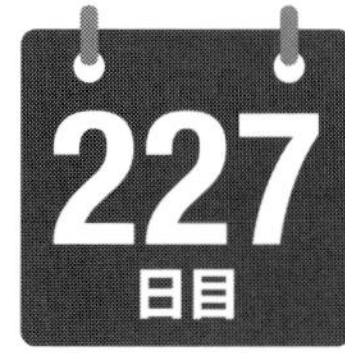

227日目

次の計算をしましょう。計算機は使わず、筆算か暗算でお答えください。

①593 − 444 ＋ 721 ＝

②663 − 323 ＋ 582 ＝

③864 ＋ 882 − 495 ＝

④387 ＋ 572 − 966 ＝

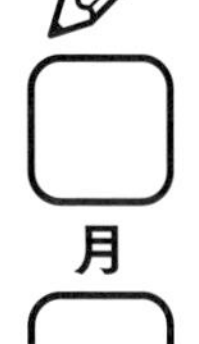

月

日

228日目

月

日

例を参考に、空欄にひらがなを入れてことわざ・慣用句を完成させてください。（言葉は時計回りに並んでいます）

〈例〉

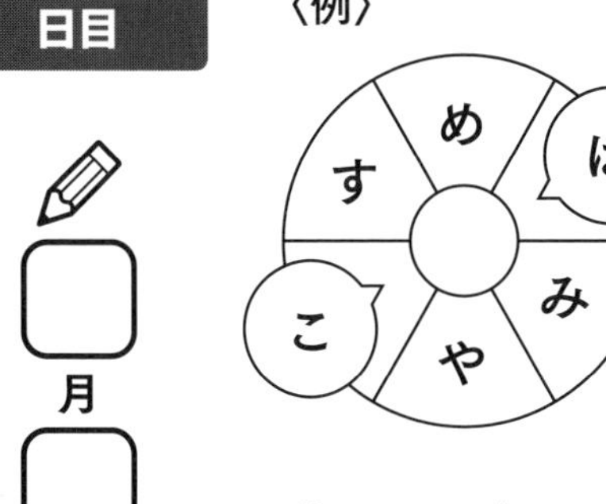

答＝すめばみやこ

①

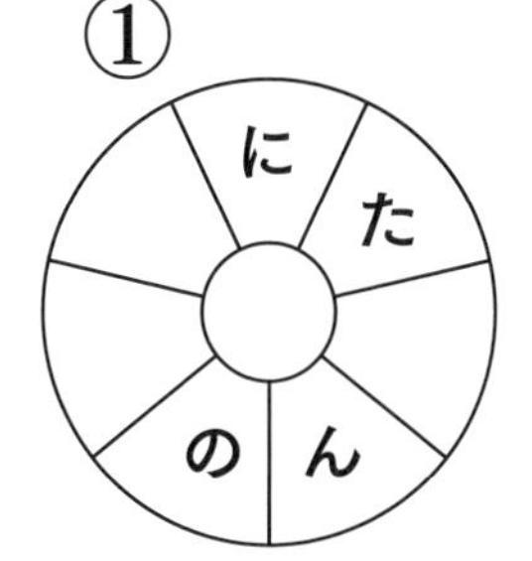

ヒント：似てる？似てない？

②

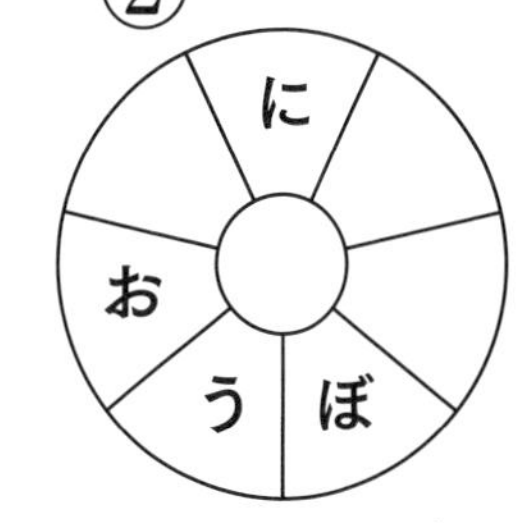

ヒント：これさえあれば百人力

79ページの解答 【220日目】C-4【221日目】①帰省②四六時中③天職④門外漢⑤河童

229日目

次の漢字の読み方を書いてください。

①後釜［　　　］
②海豚［　　　］
③剃刀［　　　］
④袈裟［　　　］
⑤鎧［　　　］
⑥贅沢［　　　］
⑦蜻蛉［　　　］
⑧凡夫［　　　］

月　日

230日目

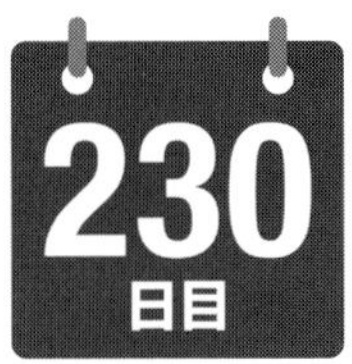

お金がいくらあるか計算しましょう。

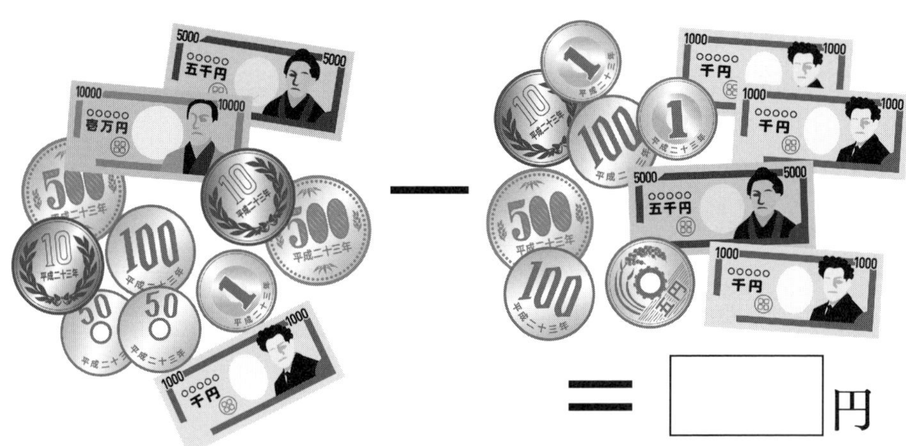

＝［　　　］円

月　日

231日目

日本の古典文学にまつわる次の質問にお答えください。

鎌倉時代後期に書かれた『徒然草（つれづれぐさ）』は、『枕草子（まくらのそうし）』『方丈記（ほうじょうき）』とあわせて日本三大随筆のひとつに数えられている。人生や自然などについての深い思索をつづった作者の名前は？

［　　　］

月　日

80ページの解答

【223日目】新渡戸稲造（にとべいなぞう）【224日目】①ア＝12　イ＝9　ウ＝5　エ＝4　オ＝3　カ＝2　②ア＝15　イ＝9　ウ＝9　エ＝7　オ＝2　カ＝4【225日目】①縦・横②自・放③純・真④精・鋭⑤常・段

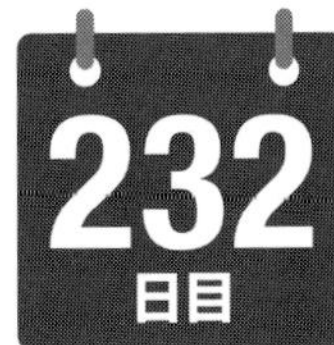

次のサイコロの見えている3面の数字をたしてください。

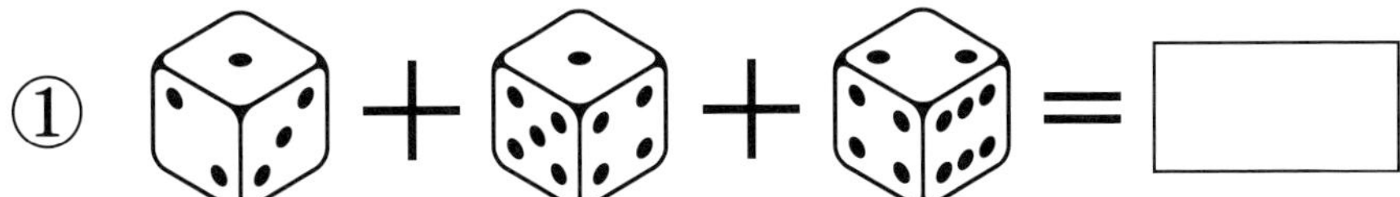

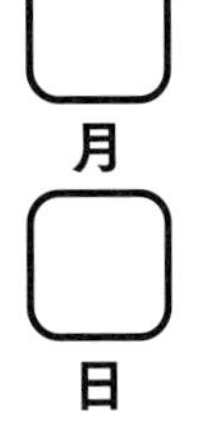

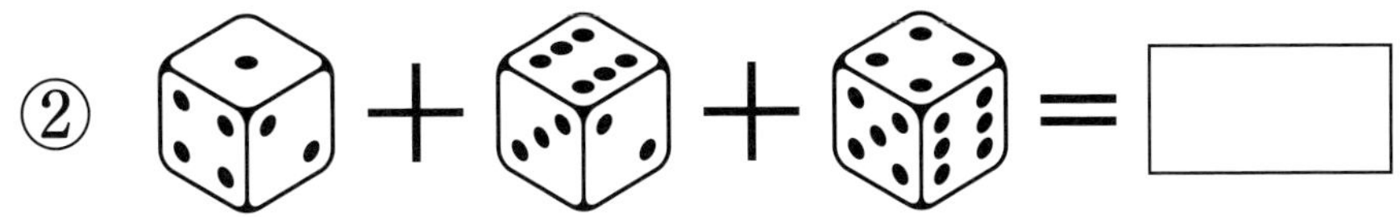

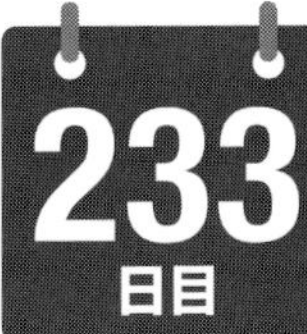

□に漢字を入れて熟語を完成させてください。

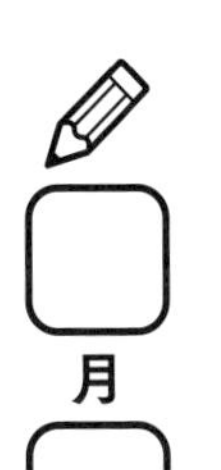

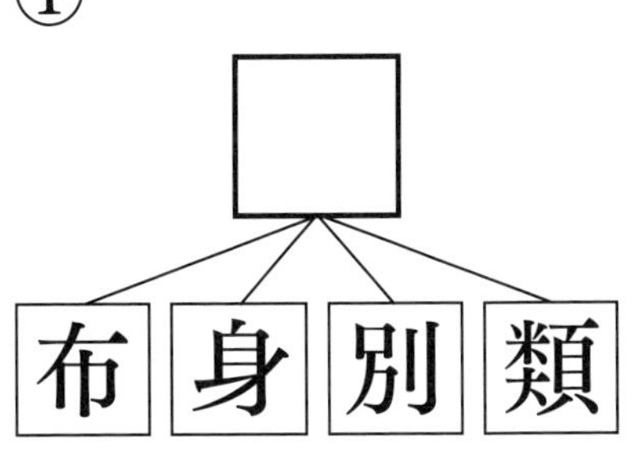

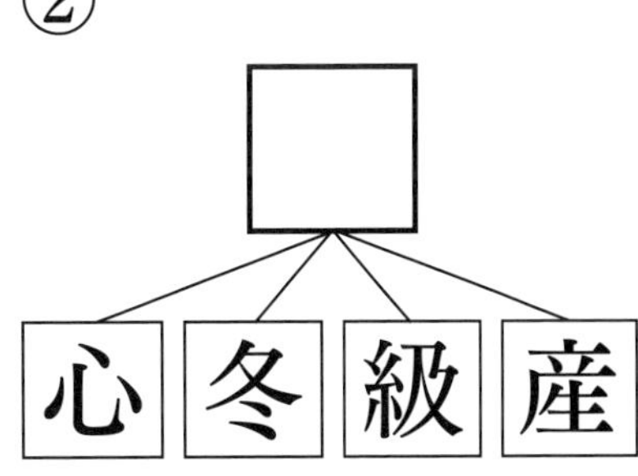

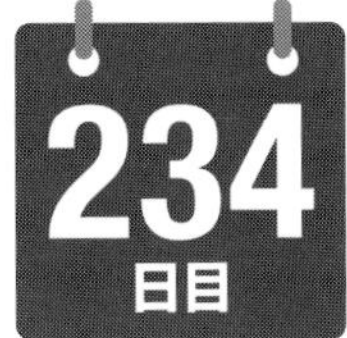

次の計算をしましょう。計算機は使わず、筆算か暗算でお答えください。

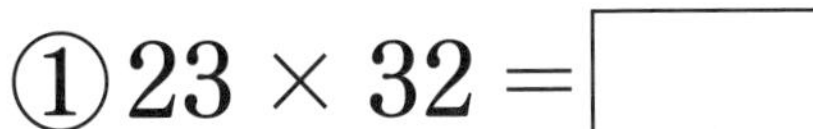

②47 × 19 ＝□

③65 × 25 ＝□

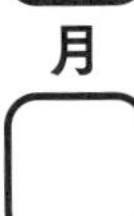

④82 × 42 ＝□

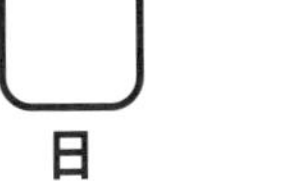

81ページの解答
【226日目】ウ【227日目】①870②922③1251④－7
【228日目】①たにんのそらに②おににかなぼう

235日目

折り紙を４つ折りにして一部を切り取りました。開いたとき、どんな形になっているでしょうか。①〜③の中から選んでください。

〈例〉４つ折りにして一部を切り取り、開くとこのようになります。

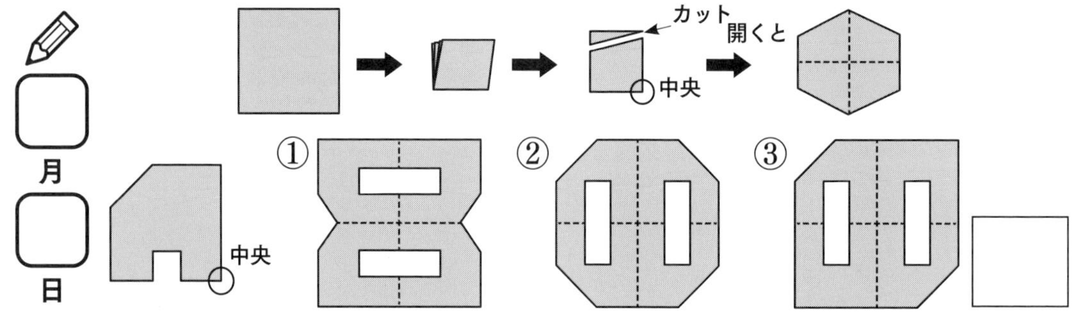

月　日

236日目

□にひらがなを入れてことわざを完成させてください。

①案ずるより□□が易し

②縁の下の□□□持ち

③木で□□をくくる

④千万人と雖も□□往かん

⑤虎の威を借る□□□

⑥門前の□□□習わぬ経を読む

月　日

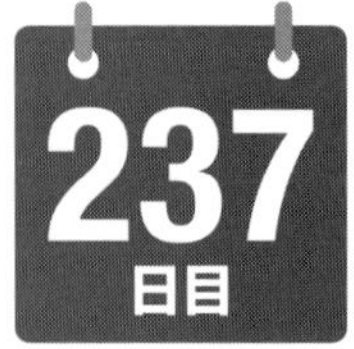

237日目

次の計算をしましょう。計算機は使わず、筆算か暗算でお答えください。

①$38 \times 27 =$ □

②$41 \times 45 =$ □

③$67 \times 24 =$ □

④$59 \times 51 =$ □

月　日

82ページの解答

【229日目】①あとがま②いるか③かみそり④けさ⑤よろい⑥ぜいたく⑦とんぼ（かげろう）⑧ぼんぷ【230日目】8504円【231日目】吉田兼好（よしだけんこう）（兼好法師（けんこうほうし）・卜部兼好（うらべ(の)かねよし））

238日目

月　日

それぞれいくつありますか？（ひとつのイラストを１個と数えてください）

①ざるそば⇒□個　②おむすび⇒□個

③カレーライス⇒□個

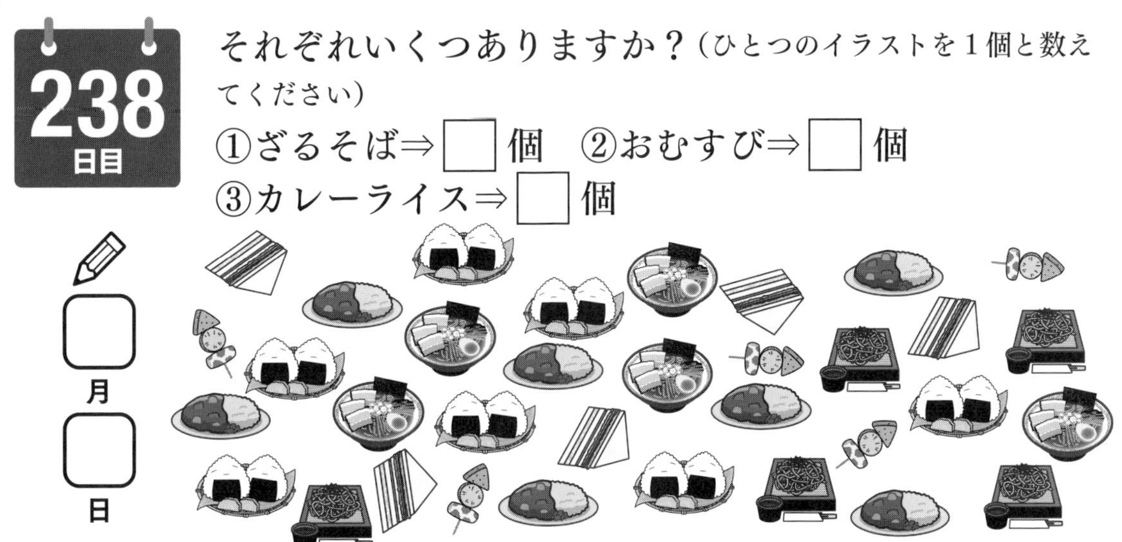

239日目

月　日

地理に関する次の問いにお答えください。

地球には6つの大陸がある。ユーラシア大陸、アフリカ大陸、北アメリカ大陸、南アメリカ大陸のほか、残り2つの大陸はどことどこ？

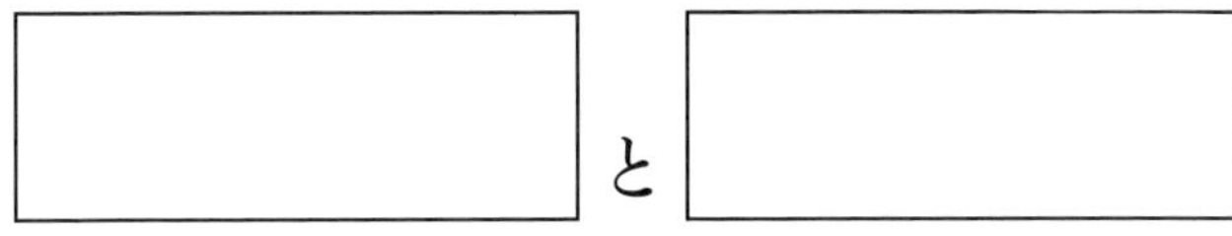

240日目

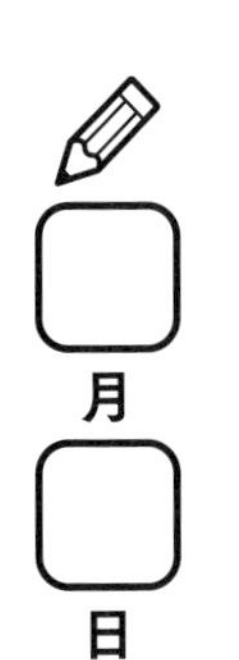

たし算で計算しましょう。（計算方法は５ページ参照）

①

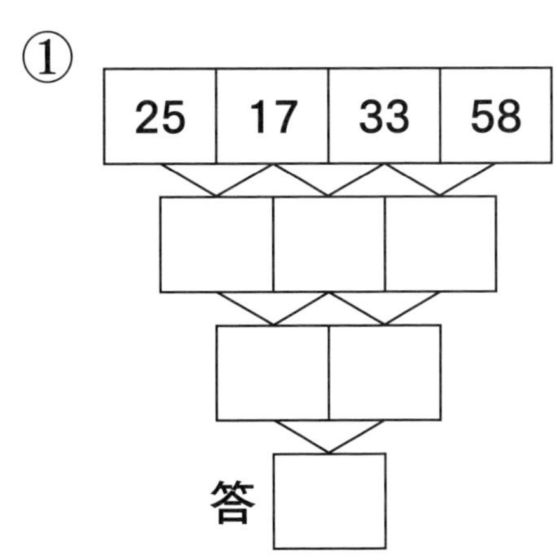

②

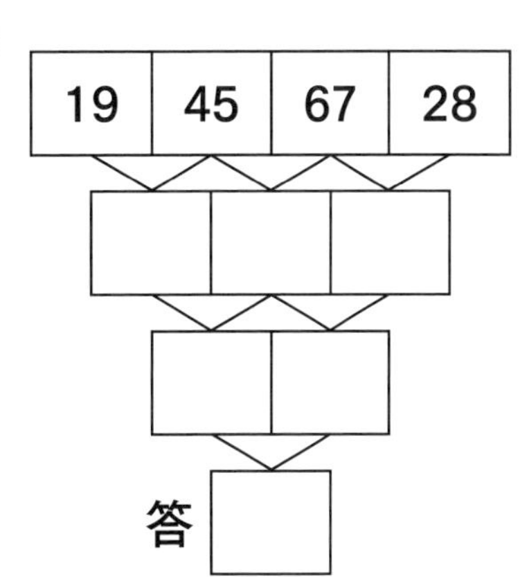

241日目

月　日

下線を引いたひらがな部分を漢字に直してください。

①彼はとてもきちょうめんな性格だ。　[　　　　]

②彼女はまさしくしんそうの令嬢だった。　[　　　　]

③どくぜつ漫談で大いに笑った。　[　　　　]

④彼女が笑うとやえばがちらりと見えた。　[　　　　]

⑤彼はとてもむてっぽうな性格だ。　[　　　　]

242日目

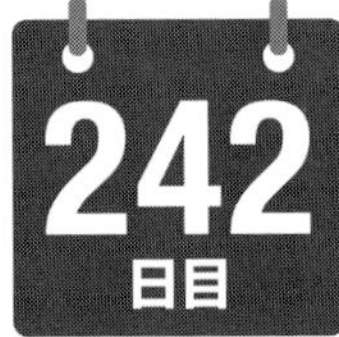

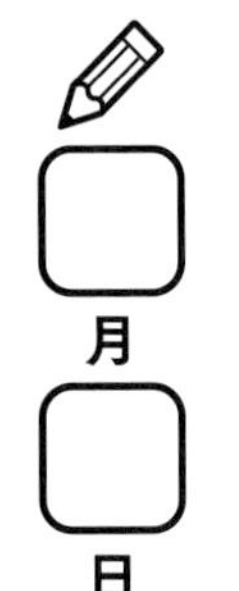

次の数字を見ておぼえてください。10秒たったら問題をかくして、紙に書いてください。
（位置もしっかりおぼえましょう）

①

1	89
72	47

②

51	11
14	66

243日目

月　日

□に漢字を入れて四字熟語を完成させてください。

①□□無常…（この世のすべてのものは常に移り変わっていくこと）

②□謀□慮…（よく考えて将来のことまで見通して計画を立てること）

③□羅万□…（宇宙に存在するすべてのもの）

④□励恪□…（力を尽くして仕事に励むこと）

⑤□客□来…（大勢のお客が絶え間なく訪れること）

84ページの解答 ▶ 【235日目】②【236日目】①うむ②ちから③はな④われ⑤きつね⑥こぞう
【237日目】①1026②1845③1608④3009

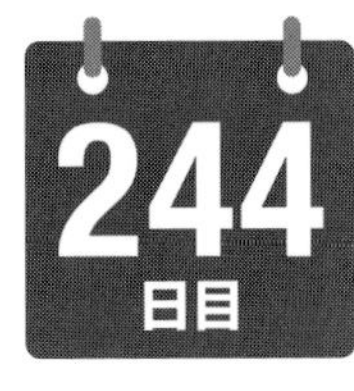

お金がいくらあるか計算しましょう。

①

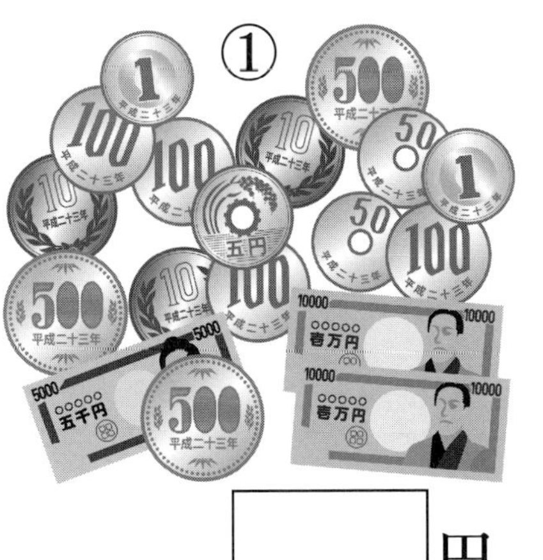

②

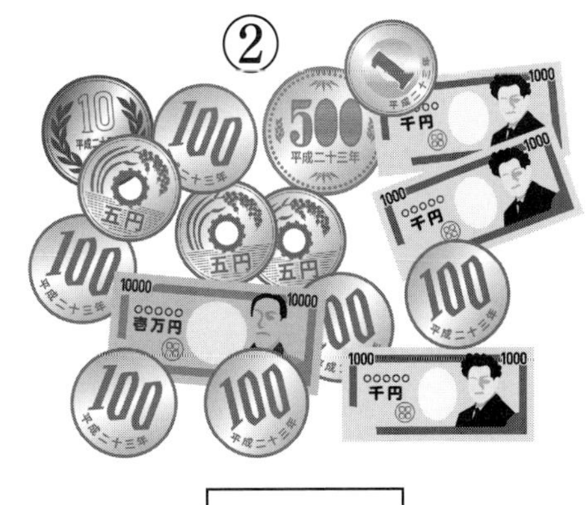

□円　□円

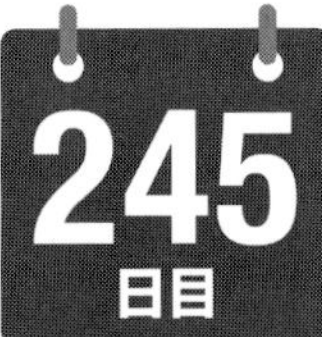

□月 □日

次の計算をしましょう。計算機は使わず、筆算か暗算でお答えください。

①29 ×□＝2668

②47 ×□＝1034

③58 ×□＝3132

④75 ×□＝2550

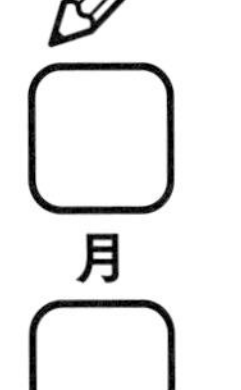

□月 □日

246日目

昭和に流行したモノ・人物などについてお答えください。

昭和45年、大阪府吹田(すいた)市で日本万国博覧会が開催され、6400万人以上の来場者数を記録した。テーマ館のひとつとして岡本太郎氏がデザインし、令和5年現在も万博記念公園（日本万国博覧会記念公園）に残されている建造物の名称は？

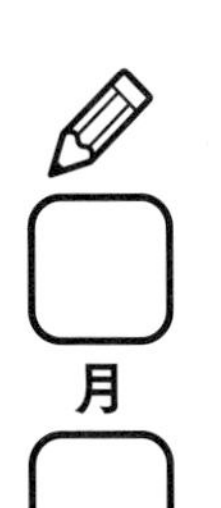

□月 □日

85ページの解答　【238日目】①5個②7個（おむすびの個数としては14個）③7個【239日目】オーストラリア大陸・南極大陸【240日目】①233②383

このページの解答は90ページ

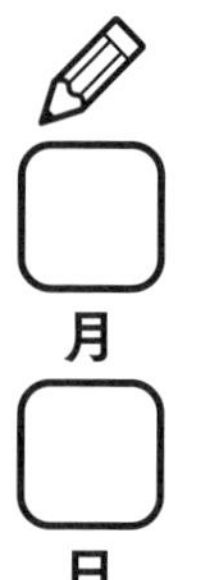

タテの列、ヨコの列、太線で囲まれたブロックに、それぞれ1～4の数字が一つずつ入ります。(ア)～(ウ)のマスに入った数字をお答えください。(解き方は5ページ参照)

1			2
	3		(ア)
4		2	
(イ)		(ウ)	4

248
日目

月
日

次の漢字の読み方を書いてください。

①家鴨　[　　　　]　⑤蒟蒻　[　　　　]

②鰯　[　　　　]　⑥雪駄　[　　　　]

③閑古鳥　[　　　　]　⑦熨斗　[　　　　]

④解脱　[　　　　]　⑧蒔絵　[　　　　]

月
日

次の計算をしましょう。計算機は使わず、答えは算用数字で書いてください。

①ニヒャクニジュウハチワルジュウク　＝

②ヨンヒャクニジュウヨンワルハチ　＝

③サンビャクゴジュウイチワルキュウ　＝

④ナナヒャクサンジュウロクワルサンジュウニ　＝

86ページの解答

【241日目】①几帳面②深窓③毒舌④八重歯⑤無鉄砲
【243日目】①諸・行②深・遠③森・象④精・勤⑤千・万

250日目

時計が鏡に映って左右反転しています。時刻は何時何分ですか？

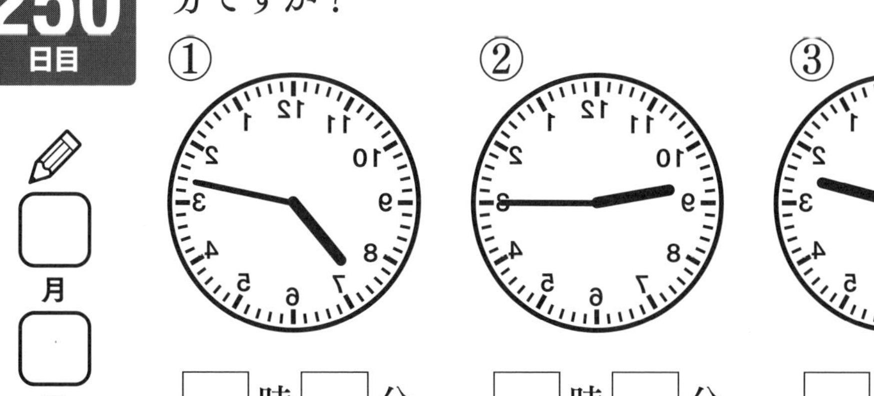

① □時□分　② □時□分　③ □時□分

月　日

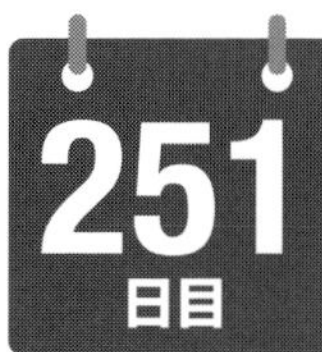

251日目

4つの漢字を組み合わせてできる「二字熟語」を答えてください。

〈例〉士＋音＋心＋心＝意志

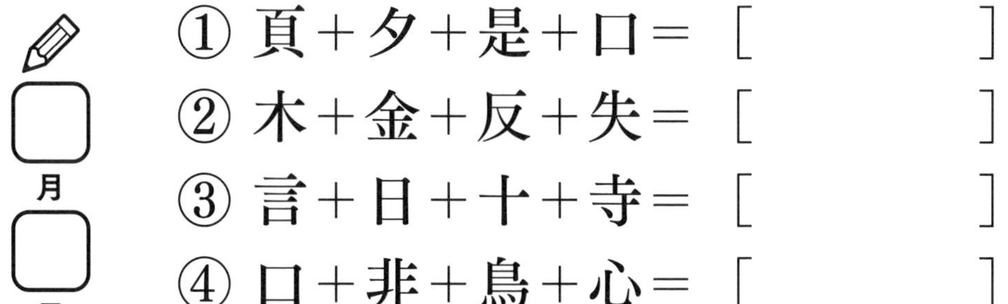

① 頁＋夕＋是＋口＝［　　　　］

② 木＋金＋反＋失＝［　　　　］

③ 言＋日＋十＋寺＝［　　　　］

④ 口＋非＋鳥＋心＝［　　　　］

月　日

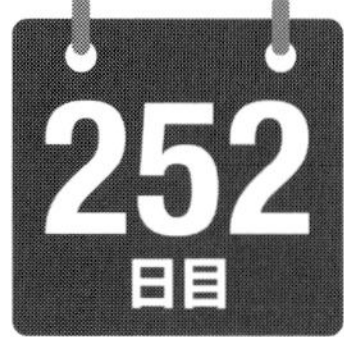

252日目

一～十のうち、足りない数字を見つけて「暗算」しましょう。答えは算用数字で書いてください。

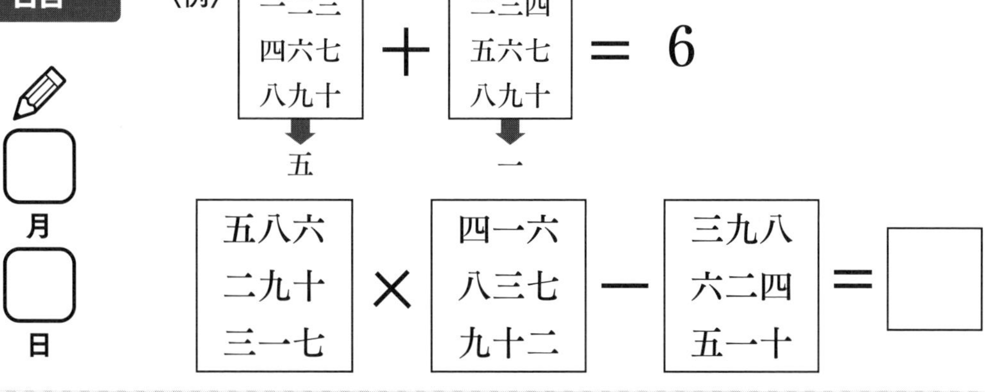

月　日

【244日目】①27037円②14126円【245日目】①92②22③54④34
【246日目】太陽の塔

253日目

□に漢字を入れて熟語を完成させてください。

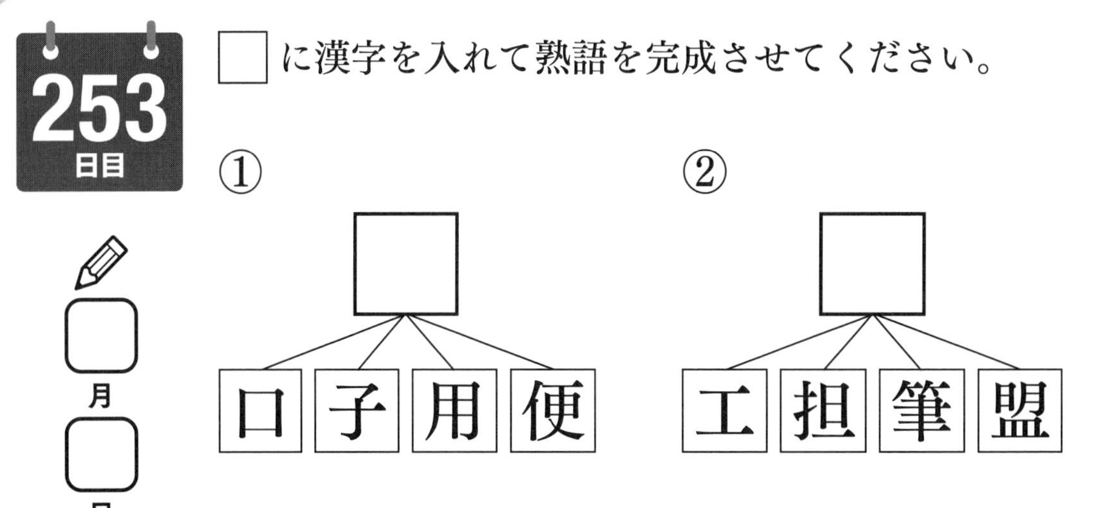

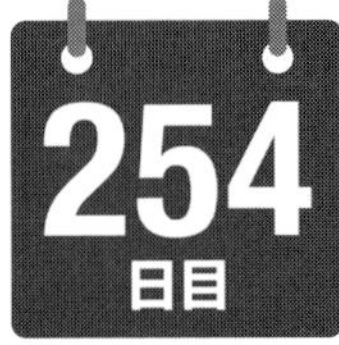

254日目

次の計算をしましょう。計算機は使わず、筆算か暗算でお答えください。

①98 × □ ＝ 4214

②33 × □ ＝ 2541

③84 × □ ＝ 2100

④52 × □ ＝ 3692

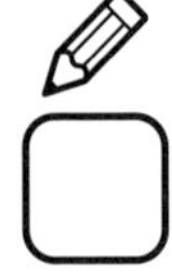

255日目

□に同じ漢字を入れて、三字熟語を完成させてください。

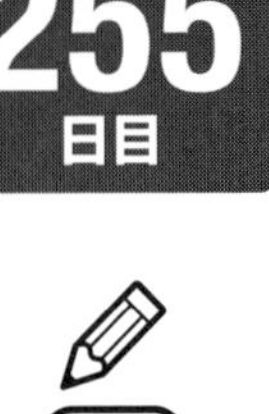

① □字塔・□輪際・試□石

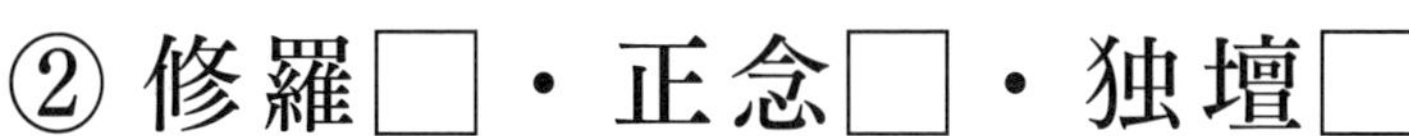

③ □黒柱・□上段・□団円

88ページの解答

【247日目】（ア）1（イ）3（ウ）1【248日目】①あひる②いわし③かんこどり④げだつ⑤こんにゃく⑥せった⑦のし⑧まきえ【249日目】①12②53③39④23

文字を並べ替えて正しい言葉を完成させてください。

①「かるまがけち」　（　　　　　　　　　）
ヒント：譲っておこう

②「いすをはたるみけげ」（　　　　　　　　　）
ヒント：何かの役に立つ

③「らちっきはになつ」（　　　　　　　　　）
ヒント：不運続き

④「こうらまでかたそと」（　　　　　　　　　）
ヒント：冗談のつもりだったのに

月　日

次の計算をしましょう。計算機は使わず、筆算か暗算でお答えください。

①234 ÷ 18　＝□

②462 ÷ 22　＝□

③525 ÷ 15　＝□

④1008 ÷ 24 ＝□

月　日

258
日目

次の経歴・事績にあてはまる歴史上の人物の名前をお答えください。

推古（すいこ）天皇の甥（おい）で皇太子。摂政を務め、臣下の身分を定めた冠位十二階、貴族や官僚の規範を示した十七条憲法を制定したことで知られる。仏教を信仰し、四天王寺や法隆寺などの寺院を建立した。

□

月　日

89ページの解答
【250日目】①7時13分②9時15分③2時35分
【251日目】①題名②鉄板③時計④悲鳴【252日目】13

隣り合う六角形の中の数をたすと、上の六角形の数になります。空いている六角形にあてはまる数を書きましょう。

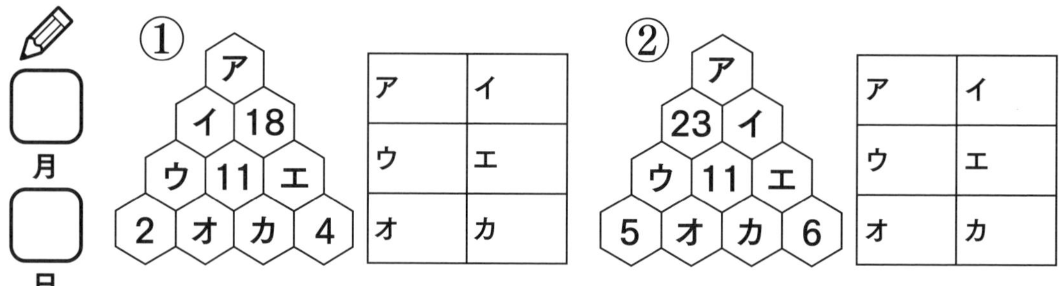

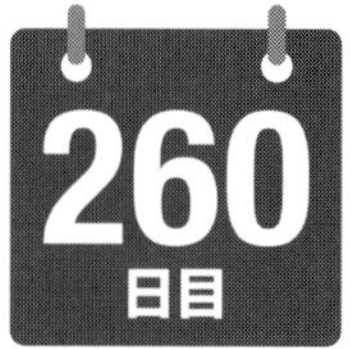

下線を引いたひらがな部分を漢字に直してください。

月
日

①社長のきもいりの事業が成功を収めた。[ ]

②叱られた子供がしんみょうな顔をして座っている。[ ]

③とっぴょうしもない提案をされて困ってしまった。[ ]

④ゆうずうが利かない頑固な人。[ ]

⑤彼はむるいの酒好きである。[ ]

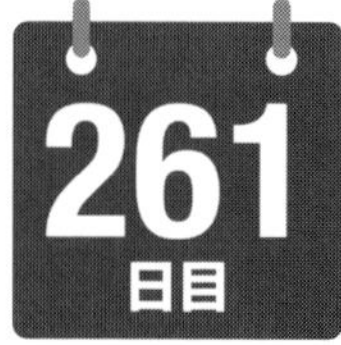

□に共通する部首は何ですか？

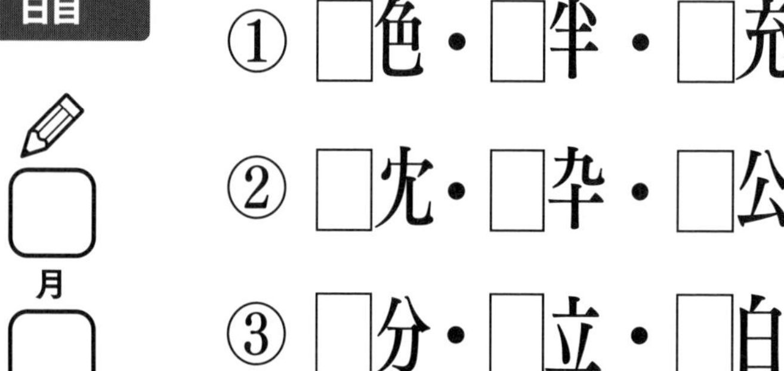

月
日

90ページの解答

【253日目】①利②加【254日目】①43②77③25④71
【255日目】①金②場③大

このページの解答は95ページ

262 日目

次の数字を見ておぼえてください。10秒たったら問題をかくして、紙に書いてください。
（位置もしっかりおぼえましょう）

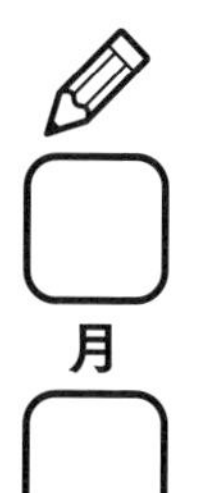

月　日

①

45	64
8	22

②

6	98
76	38

263 日目

□に漢字を入れて四字熟語を完成させてください。

① 千□万□ …（いろいろな違いや種類があること）

② □□未聞 …（これまで一度も聞いたことがないこと）

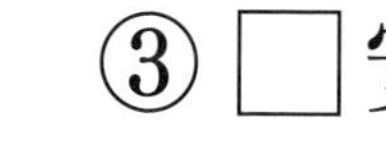

③ □安□日 …（物事を行なうのに最もよい日）

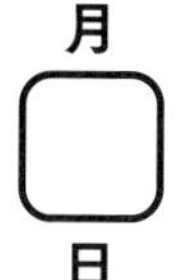

月　日

④ 大□晩□ …（偉大な人物は、年を取って初めて立派な人になること）

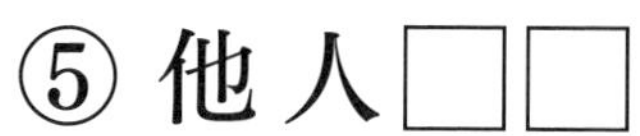

⑤ 他人□□ …（知らない人に対するようなよそよそしい振る舞いのこと）

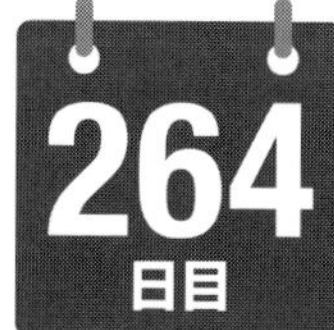

264 日目

5人で食事をして、一万円札で支払ったときのおつりはいくらになりますか？

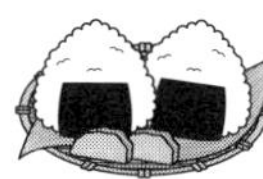

おむすび
300円

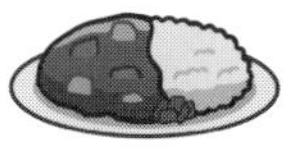

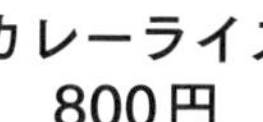

カレーライス
800円

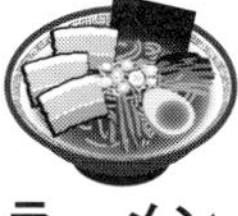

ラーメン
750円

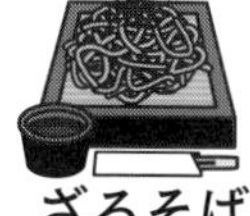

ざるそば
600円

月　日

〈食べたもの〉

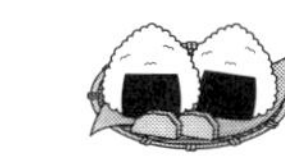

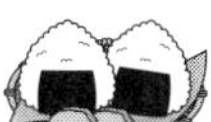

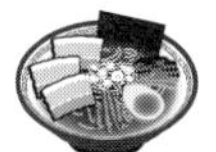

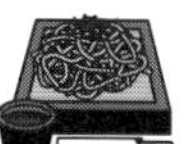

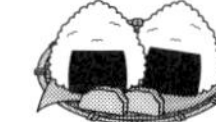

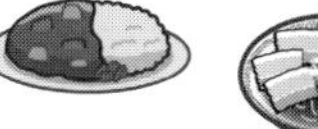

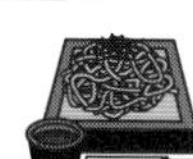

□円

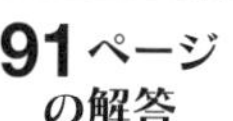

91ページの解答

【256日目】①まけるがかち②げいはみをたすける③なきっつらにはち④うそからでたまこと【257日目】①13②21③35④42【258日目】聖徳太子（しょうとくたいし）（厩戸王（うまやどのおう））

次の計算をしましょう。計算機は使わず、筆算か暗算でお答えください。

①420 ÷ 28　＝□

②868 ÷ 28　＝□

③1045 ÷ 19 ＝□

④3652 ÷ 44 ＝□

月
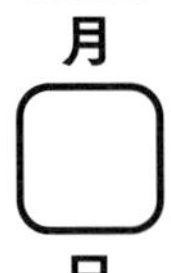
日

次の漢字の読み方を書いてください。

①草履 [　　] ⑤金平糖 [　　]

②鳳凰 [　　] ⑥千里眼 [　　]

③白鷺 [　　] ⑦俳諧 [　　]

④下馬評 [　　] ⑧睫 [　　]

月
日

次の図形を180度回転させるとどうなるでしょうか。記号でお答えください。

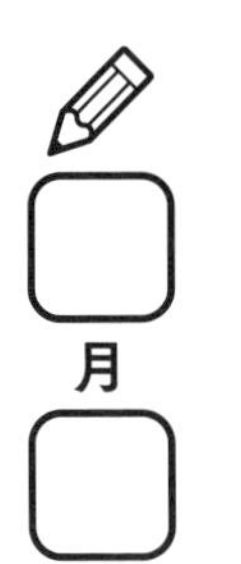

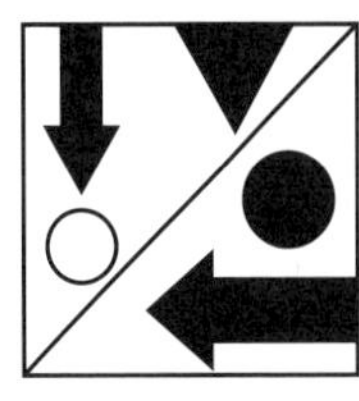
〈図形〉

(ア)
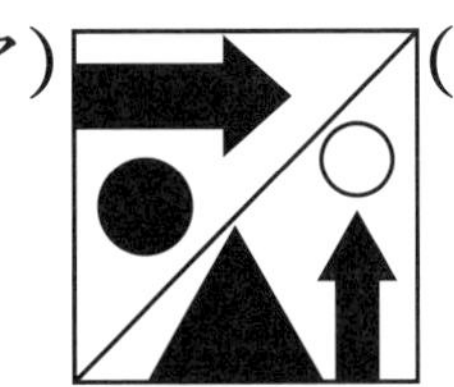

(イ)
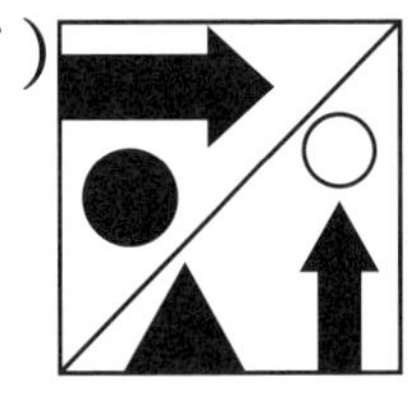

(ウ)
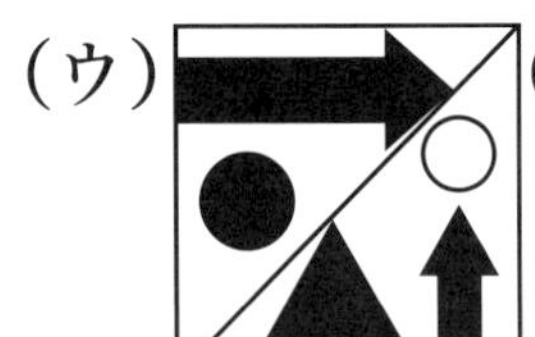

(エ)
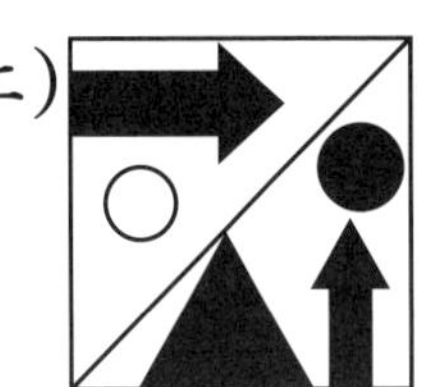

92ページの解答

【259日目】①ア＝39　イ＝21　ウ＝10　エ＝7　オ＝8　カ＝3　②ア＝44　イ＝21　ウ＝12　エ＝10　オ＝7　カ＝4【260日目】①肝②神妙③突拍子④融通⑤無類【261日目】①いとへん②きへん③こめへん

このページの解答は97ページ

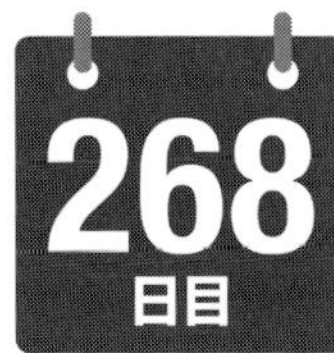

次の計算をしましょう。計算機は使わず、答えは算用数字で書いてください。

①三千百六十二割る六十二 ＝ 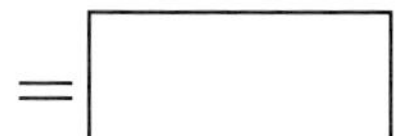

②三百四割る十九足す八十五 ＝ 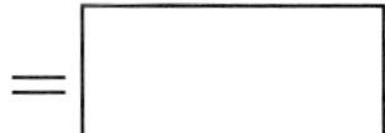

③二千四十六割る三十三 ＝

④四百五十六割る十九足す八十七 ＝

□に漢字を入れて熟語を完成させてください。

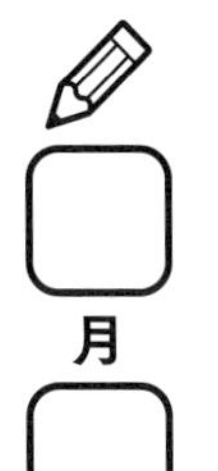

①

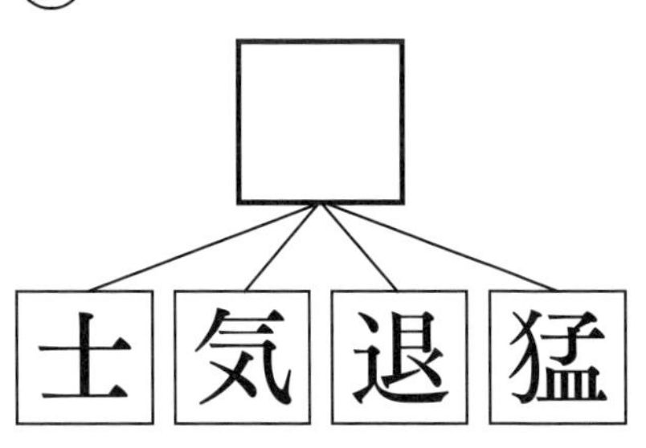

②

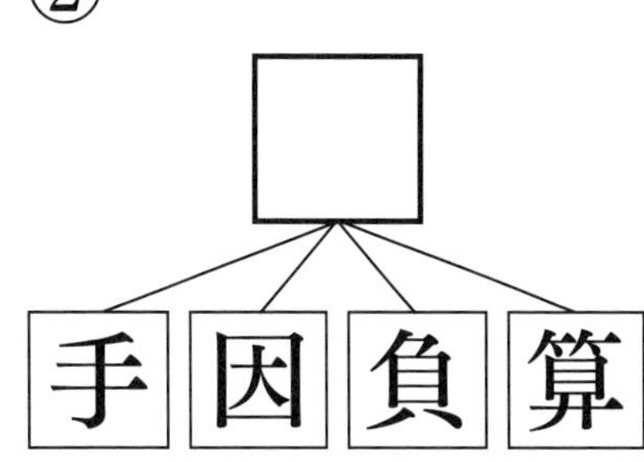

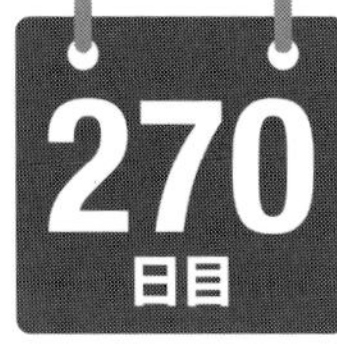

次の計算をしましょう。計算機は使わず、筆算か暗算でお答えください。

①48.5 ＋ 29.7 ＝

②24.6 ＋ 83.4 ＝

③56.9 ＋ 72.8 ＝

④74.3 ＋ 85.8 ＝

93ページの解答

【263日目】①差・別②前・代③大・吉④器・成⑤行・儀

【264日目】5600円

271日目

立方体のブロックを積み重ねた次の図形は、何個のブロックで構成されているでしょうか。（※積まれたブロックの下に空洞はありません）

①　□個

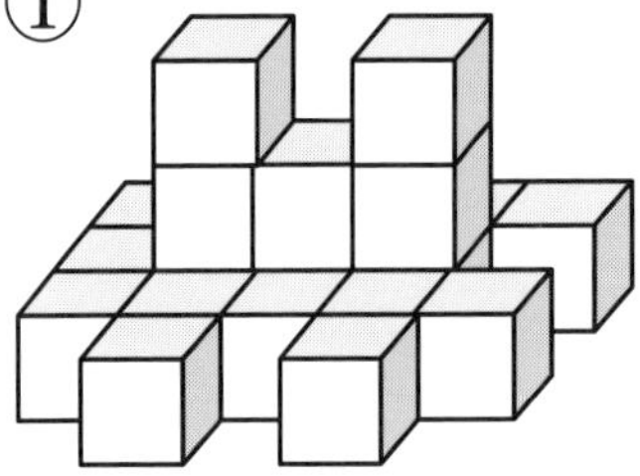

②　□個

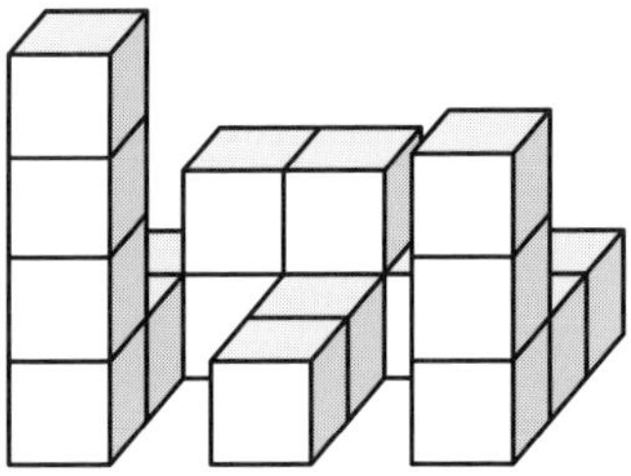

月　日

272日目

□にひらがなを入れてことわざを完成させてください。

①□□□の頭も信心から

②傍目□□目

③木に縁りて□□を求む

④大山鳴動して□□□一匹

⑤鳴かぬ□□□が身を焦がす

⑥安物買いの□□失い

月　日

273日目

デジタル時計（24時間表示）が鏡に映って左右反転しています。時刻は何時何分ですか？

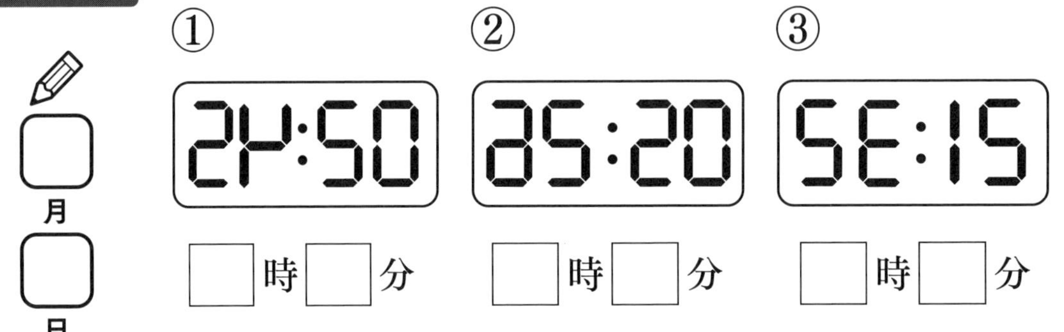

①□時□分　②□時□分　③□時□分

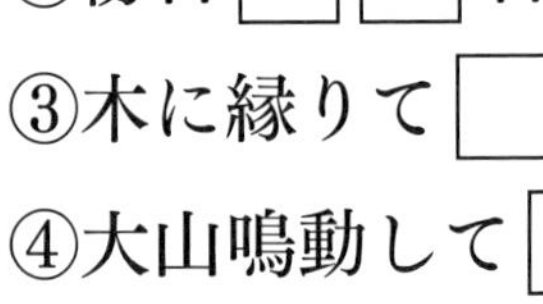

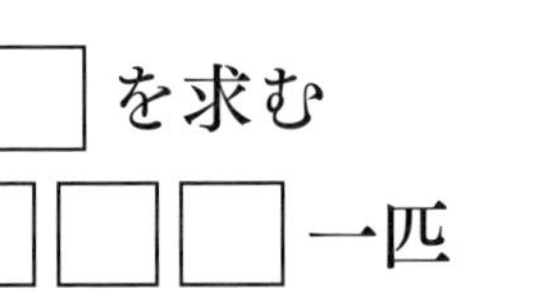

月　日

94ページの解答

【265日目】①15②31③55④83【266日目】①ぞうり②ほうおう③しらさぎ（はくろ）④げばひょう⑤こんぺいとう⑥せんりがん⑦はいかい⑧まつげ【267日目】（イ）

このページの解答は99ページ

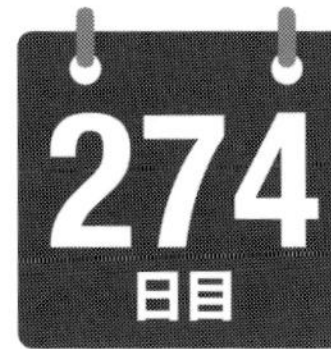

274日目

次の計算をしましょう。計算機は使わず、筆算か暗算でお答えください。

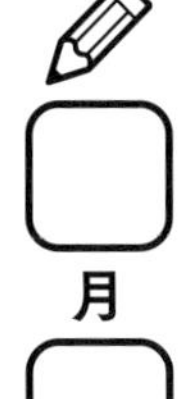

月　日

① 65.8 ＋ 92.9 ＝ □

② 29.7 ＋ 39.7 ＝ □

③ 53.2 ＋ 39.9 ＝ □

④ 11.6 ＋ 74.3 ＝ □

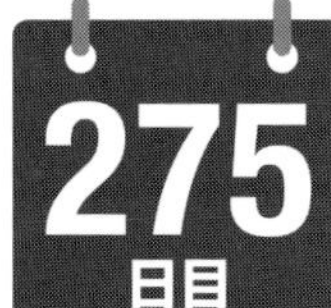

275日目

次の虫食いになっている四字熟語をお答えください。

月　日

① 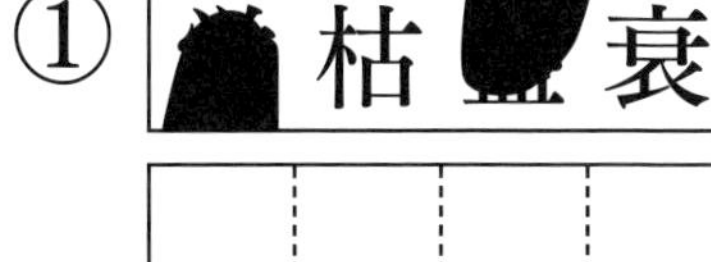

② 佳　薄

③ 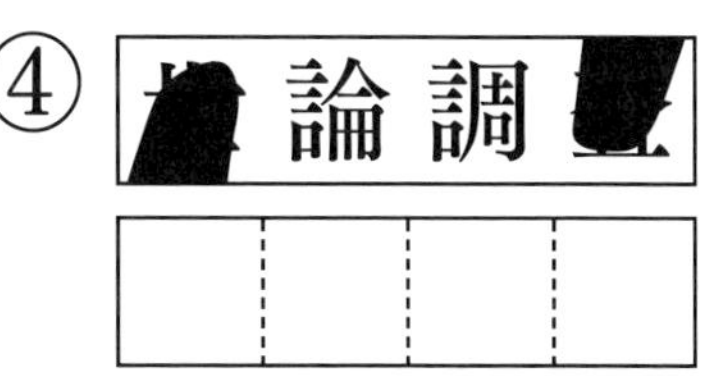

④ 論調

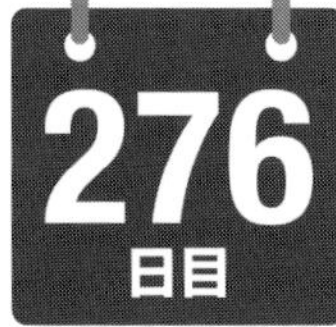

276日目

地理に関する次の問いにお答えください。

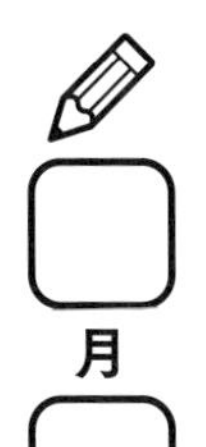

月　日

G7とは「Group of Seven」を意味しており、定期的に主要国首脳会議が開かれている。アメリカ合衆国、日本、ドイツ、イギリス、フランスのほか、残り2か国はどことどこ？

□ と □

95ページの解答

【268日目】①51②101③62④111【269日目】①勇②勝
【270日目】①78.2②108③129.7④160.1

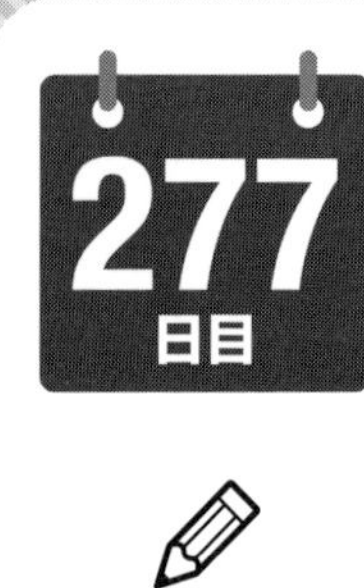

ひき算で計算しましょう。（計算方法は5ページ参照）

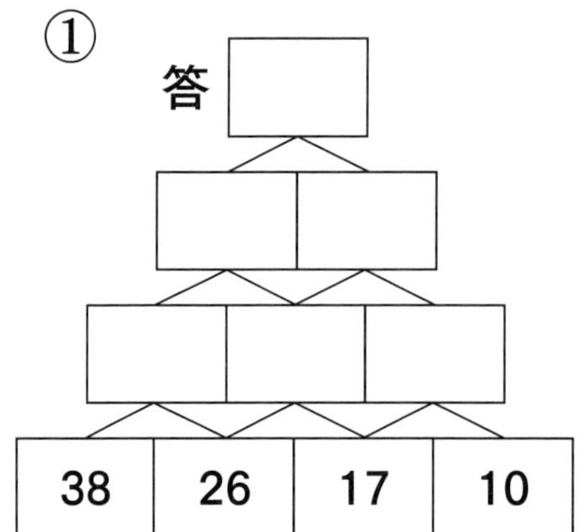

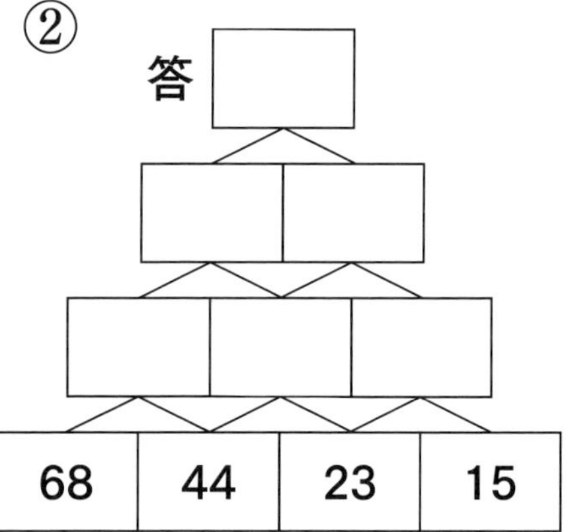

278日目

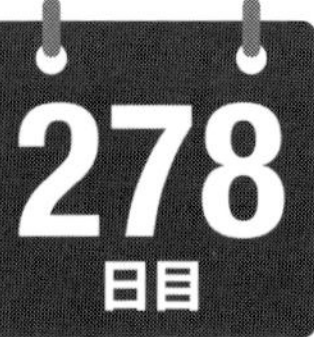

下線を引いたひらがな部分を漢字に直してください。

①鳥のぎょうずい。［　　　　］

②長年の努力がすいほうに帰してしまった。［　　　　］

③受験勉強ではとらの巻が役に立った。［　　　　］

④よいごしの銭は持たない江戸っ子気性。［　　　　］

⑤門前のこぞう習わぬ経を読む。［　　　　］

279日目

次のサイコロの見えていない3面の数字をたしてください。（サイコロは向かい合う面の数字をたすと7になります）

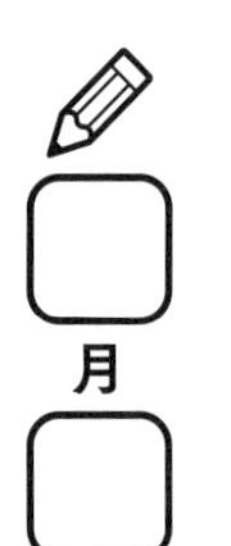

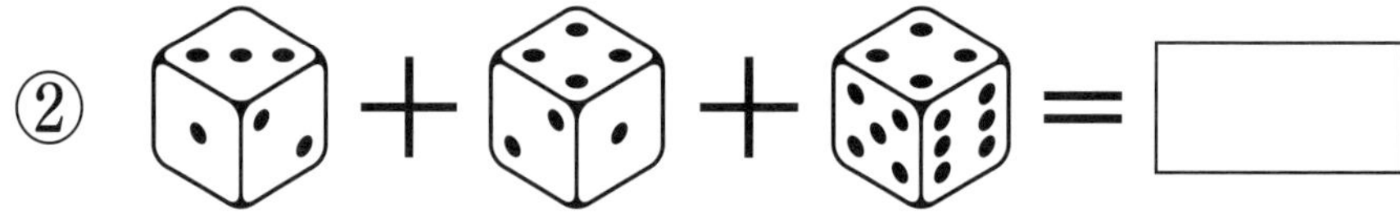

①　＋　＋　＝

②　＋　＋　＝

96ページの解答
【271日目】①19個②18個【272日目】①いわし②はち③うお④ねずみ⑤ほたる⑥ぜに【273日目】①2時45分②5時26分③21時32分

このページの解答は101ページ

次の数字を見ておぼえてください。10秒たったら問題をかくして、紙に書いてください。
（位置もしっかりおぼえましょう）

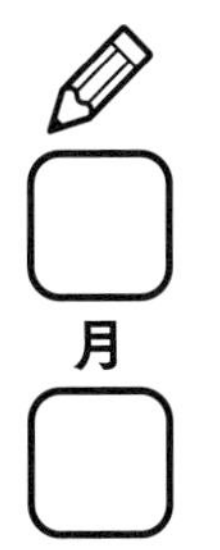

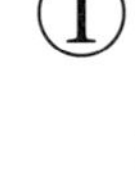

①

14	67
11	95

②

71	79
83	53

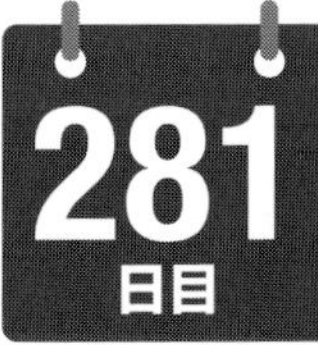

□に漢字を入れて四字熟語を完成させてください。

① 単□明□ …（シンプルでわかりやすいこと）

② □稚奉□ …（年少者が職人や商人の家で雑役に従事すること）

③ □□爛漫 …（心に思うまま言動に表すこと。無邪気なさま）

④ □□開闢 …（この世の始まり）

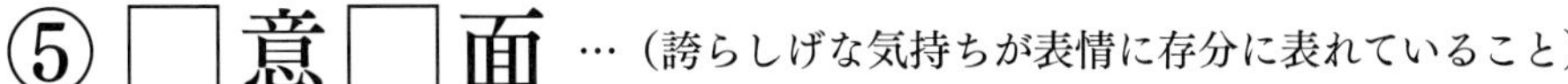

⑤ □意□面 …（誇らしげな気持ちが表情に存分に表れていること）

例を参考に、空欄にひらがなを入れてことわざ・慣用句を完成させてください。（言葉は時計回りに並んでいます）

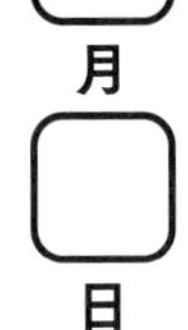

〈例〉

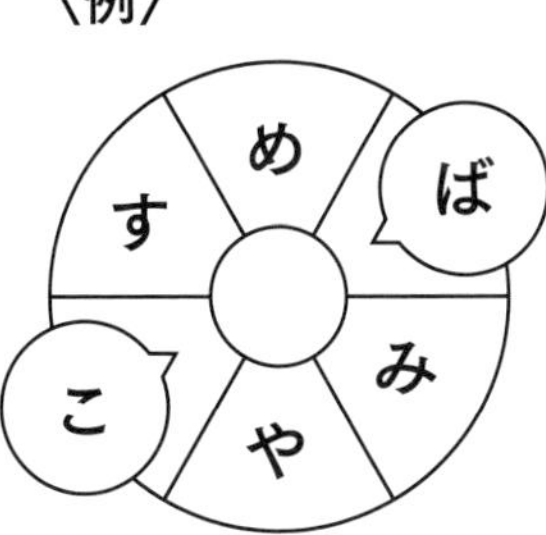

答＝すめばみやこ

①

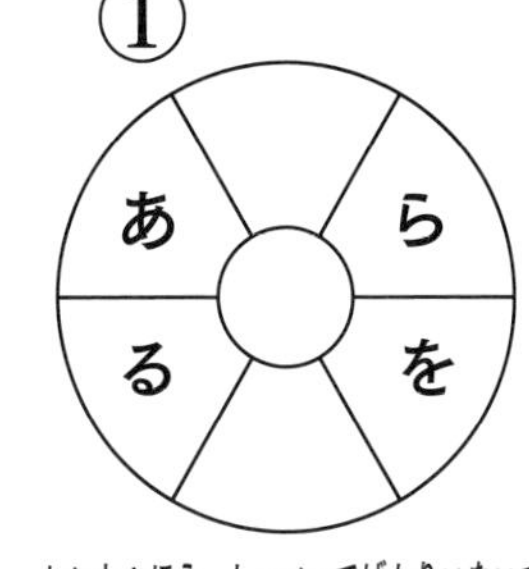

ヒント：ほら、しゃべってばかりいないで

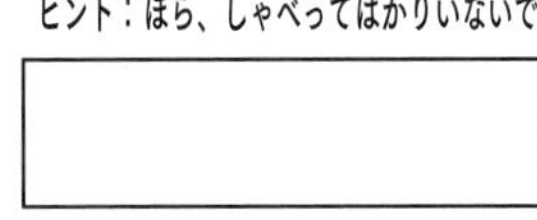

②

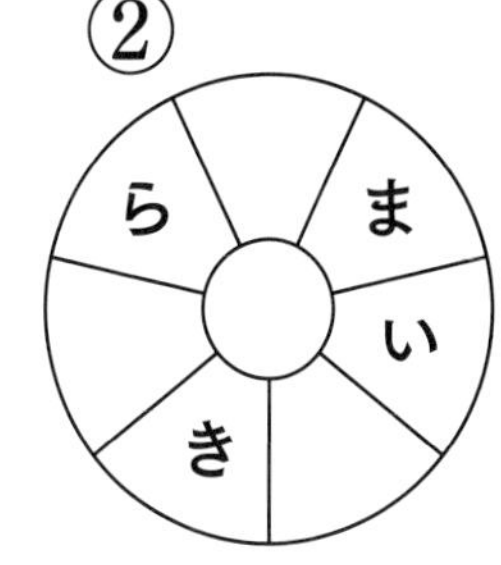

ヒント：気持ちで負けないように

97ページの解答 【274日目】①158.7②69.4③93.1④85.9【275日目】①栄枯盛衰②佳人薄命③平平凡凡④世論調査【276日目】イタリア・カナダ

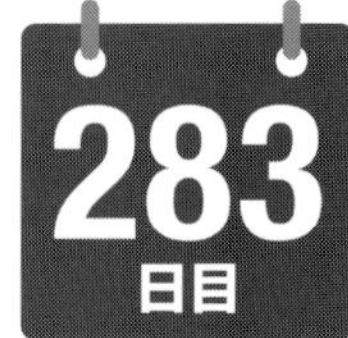

次の計算をしましょう。計算機は使わず、筆算か暗算でお答えください。

① 27.5 ＋ □ ＝ 85.8

② 68.4 ＋ □ ＝ 151.6

③ 33.5 ＋ □ ＝ 111.4

④ 95.3 ＋ □ ＝ 143.9

□月 □日

□に共通する部首は何ですか？

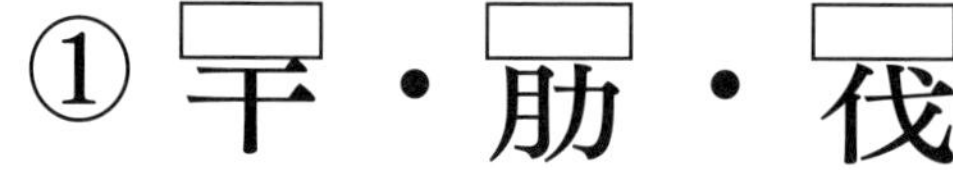

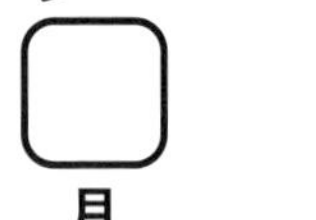

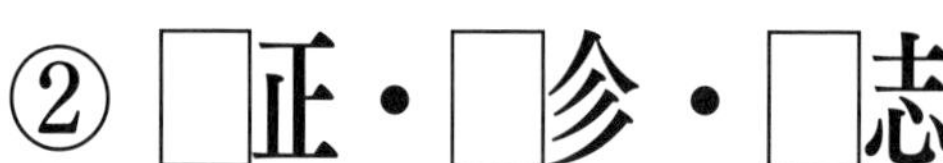

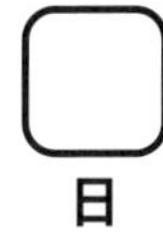

③ □良・□苗・□瓜

□月 □日

隣り合う六角形の中の数をたすと、上の六角形の数になります。空いている六角形にあてはまる数を書きましょう。

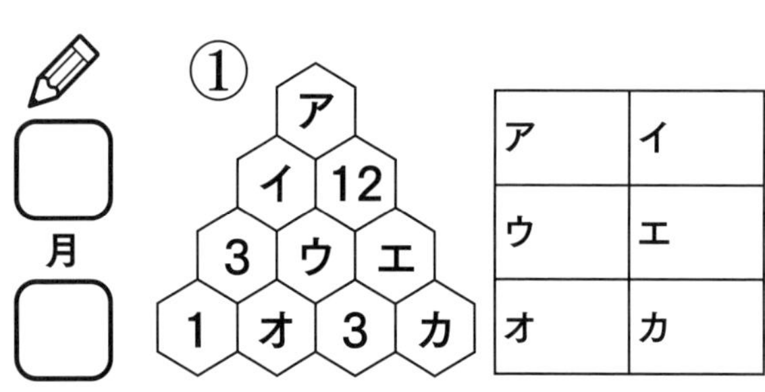

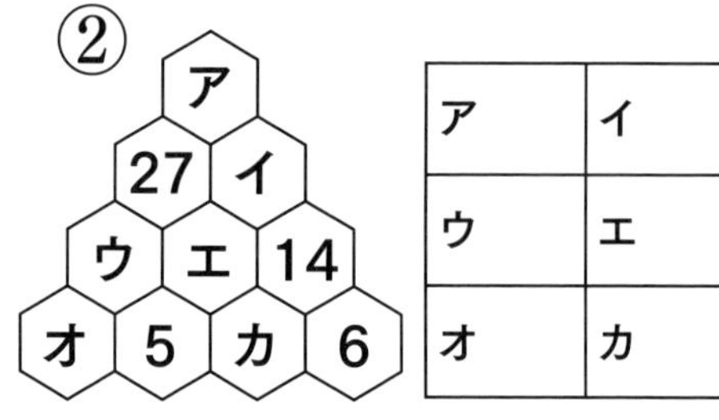

□月 □日

98ページの解答
【277日目】①1②－10【278日目】①行水②水泡③虎④宵越⑤小僧
【279日目】①26②35

286日目

昭和に流行したモノ・人物などについてお答えください。

昭和30年代後半以降、日本の若い女性の間でミニスカートがブームとなった。昭和42年に来日し、「ミニの女王」として日本のミニスカートブームを牽引したイギリスの女優・モデルの愛称は？

月

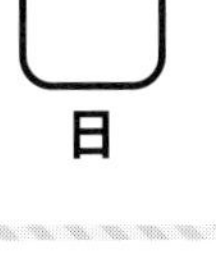

日

287日目

次の漢字の読み方を書いてください。

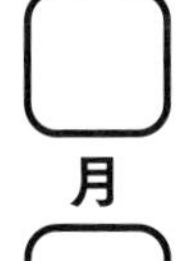

月

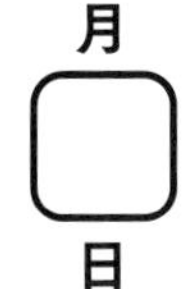

日

①韮	[　　]	⑤采配	[　　]
②鶯	[　　]	⑥草莽	[　　]
③杞憂	[　　]	⑦謀	[　　]
④言質	[　　]	⑧政	[　　]

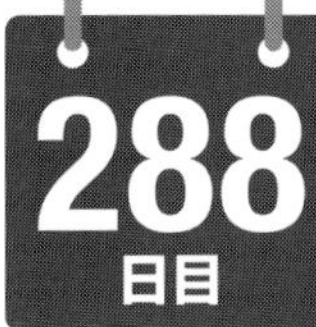

288日目

それぞれいくつありますか？

①C⇒□個　②G⇒□個　③O⇒□個

J S U Q U D R S C U G U R S

G Q S D C O R O G J O Q R O Q G

O Q R Q D C D Q J C

G J C G S J O U U C G O S

Q G D U C D G C J D Q

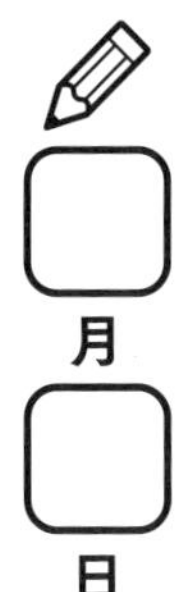

月

日

このページの解答は104ページ

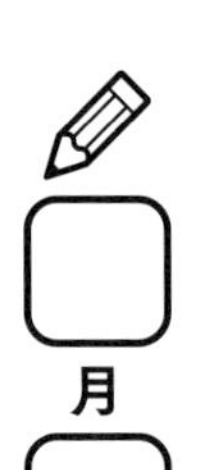

月

日

日本の古典文学にまつわる次の質問にお答えください。

『太平記』は、後醍醐（ごだいご）天皇の建武（けんむ）の中興（ちゅうこう）、足利尊氏（あしかがたかうじ）の天下から足利義満（あしかがよしみつ）が将軍になるまでの動乱の時代を描いた軍記物語である。後醍醐天皇の討幕運動に呼応し、鎌倉幕府軍と戦った河内の武将の名前は？

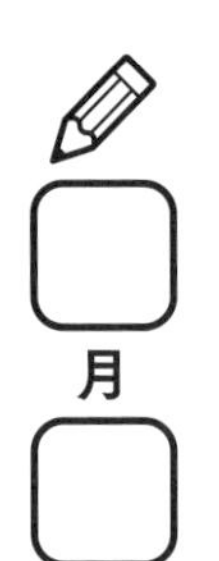

月

日

□に漢字を入れて熟語を完成させてください。

①

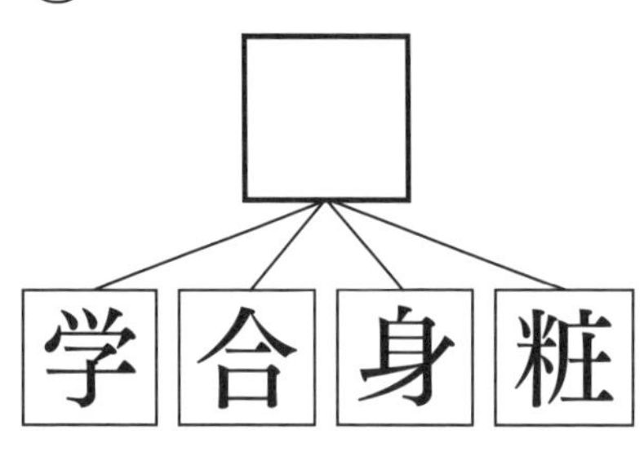

②

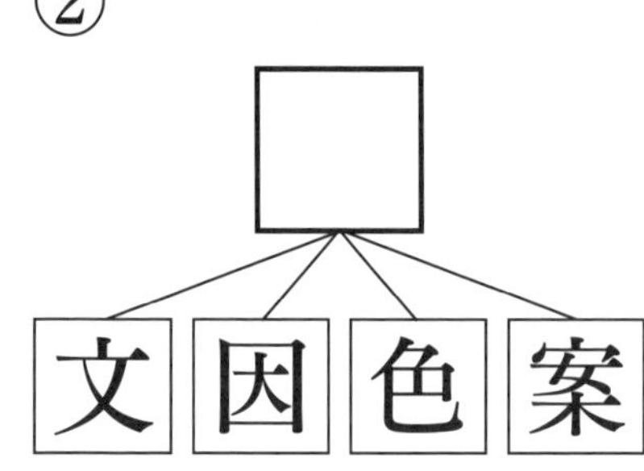

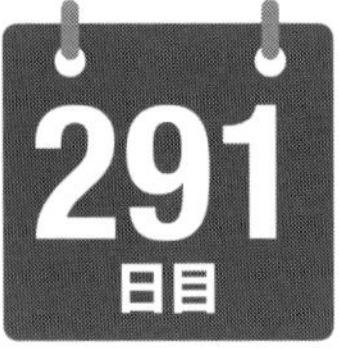

月

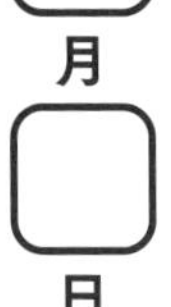

日

次の計算をしましょう。計算機は使わず、筆算か暗算でお答えください。

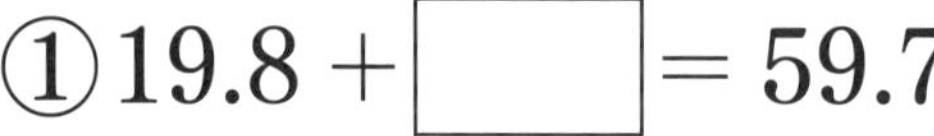

①19.8 + □ = 59.7

②53.4 + □ = 117.3

③33.5 + □ = 72

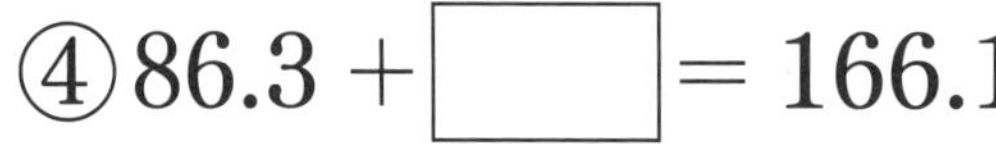

④86.3 + □ = 166.1

100ページの解答

【283日目】①58.3②83.2③77.9④48.6【284日目】①たけかんむり②ごんべん③けものへん【285日目】①ア＝20　イ＝8　ウ＝5　エ＝7　オ＝2　カ＝4　②ア＝54　イ＝27　ウ＝14　エ＝13　オ＝9　カ＝8

このページの解答は105ページ

292日目

月　日

下線を引いたひらがな部分を漢字に直してください。

①ご先祖様がくさばの陰で見守ってくださる。　［　　　　］

②長年武道で鍛えた身体はすじがね入りである。　［　　　　］

③お寺の修行はなまはんかな気持ちでは続かない。　［　　　　］

④古い友人たちとよもやま話で盛り上がった。　［　　　　］

⑤やぼなことはいわないように気をつける。　［　　　　］

293日目

月　日

（A）と（B）どちらのお金が多いでしょうか。

（A）

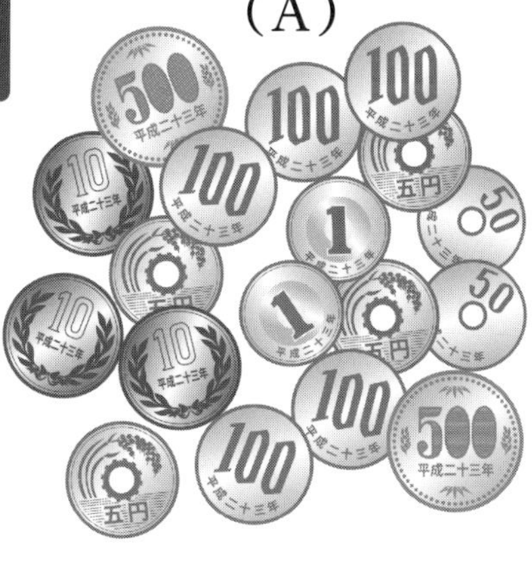

（B）

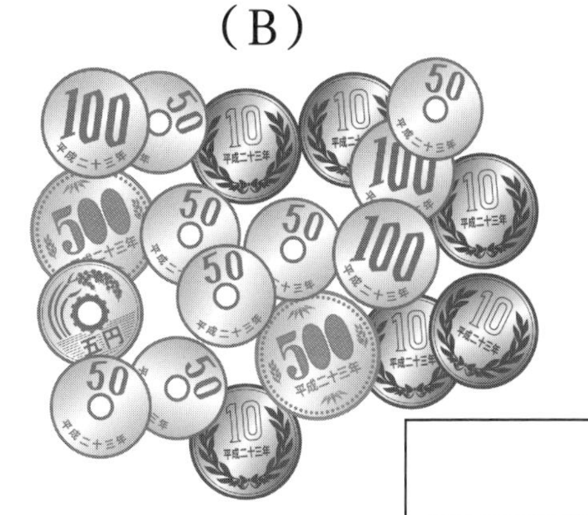

294日目

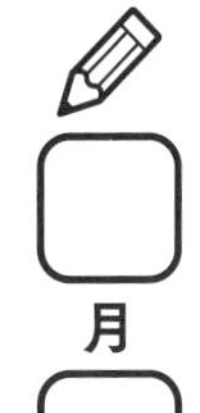

月　日

次の計算をしましょう。計算機は使わず、筆算か暗算でお答えください。

①105 − 63.3 ＝

②　83 − 58.7 ＝

③213 − 89.5 ＝

④166 − 95.4 ＝

101ページの解答 【286日目】ツイッギー【287日目】①にら②うぐいす③きゆう④げんち⑤さいはい⑥そうもう⑦はかりごと⑧まつりごと【288日目】①7個②9個③6個

このページの解答は106ページ

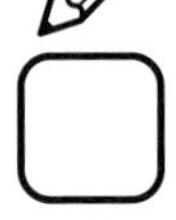

月　日

4つの漢字を組み合わせてできる「二字熟語」を答えてください。

〈例〉士＋音＋心＋心＝意志

① 相＋竹＋竹＋聿＝［　　　　］

② 頁＋門＋是＋口＝［　　　　］

③ 予＋王＋求＋里＝［　　　　］

④ 羽＋東＋糸＋白＝［　　　　］

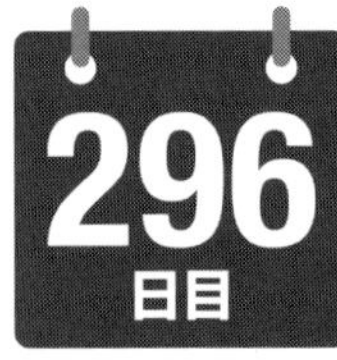

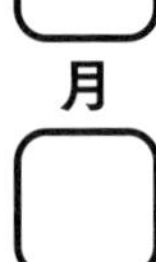

次の計算をしましょう。計算機は使わず、筆算か暗算でお答えください。

①53.8 － 35.4 ＝

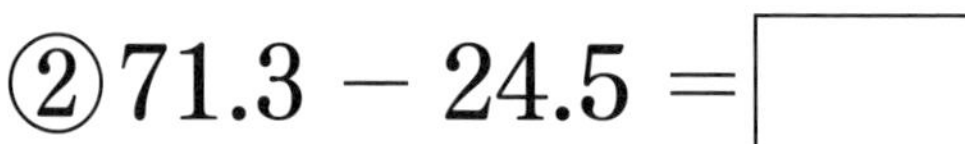

②71.3 － 24.5 ＝

③111 － 88.6 ＝

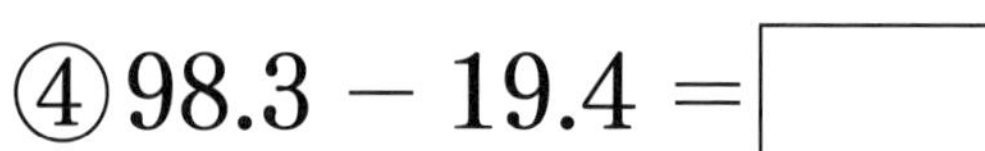

④98.3 － 19.4 ＝

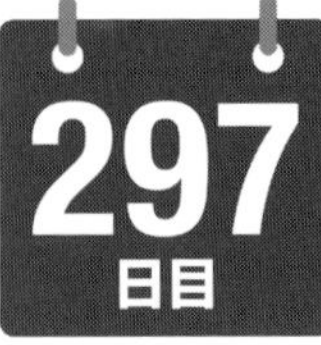

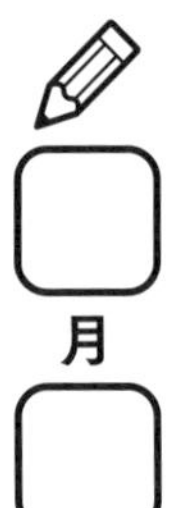

タテの列、ヨコの列、太線で囲まれたブロックに、それぞれ1～4の数字が一つずつ入ります。（ア）～（ウ）のマスに入った数字をお答えください。（解き方は5ページ参照）

2	（ア）	3	
	（イ）		1
	3		2
4		1	（ウ）

102ページの解答

【289日目】楠木正成（くすのきまさしげ）【290日目】①化②原

【291日目】①39.9②63.9③38.5④79.8

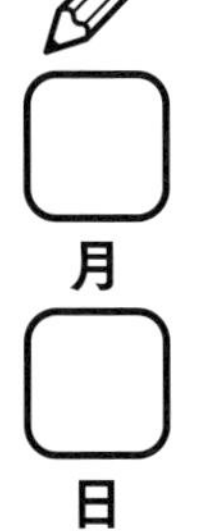

次の記号を見ておぼえてください。15秒たったら問題をかくして、紙に書いてください。
（位置もしっかりおぼえましょう）

①

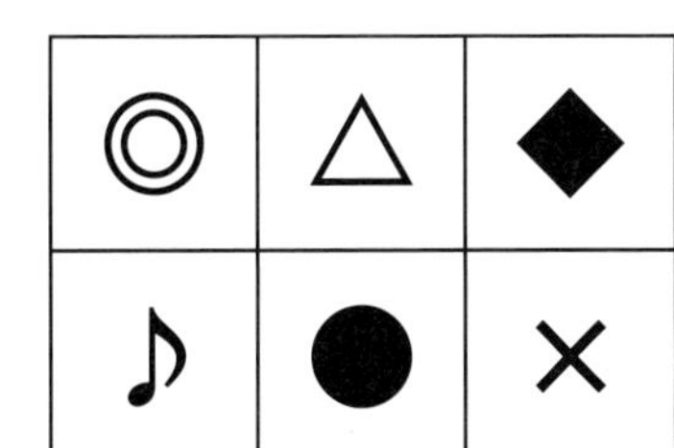

②

▼	☆	★
○	□	▲

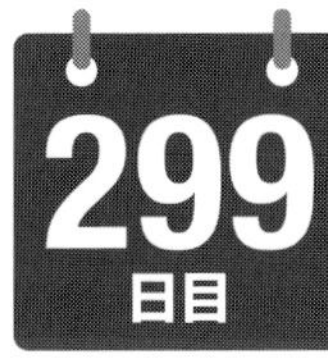

□に漢字を入れて四字熟語を完成させてください。

① □□効果 …（だんだん伝わり、広まっていく物事の影響）

② □面□臂 …（一人で多方面に何人分もの働きをすること）

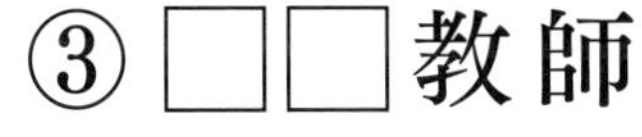
③ □□教師 …（悪いお手本。またそのような人のこと）

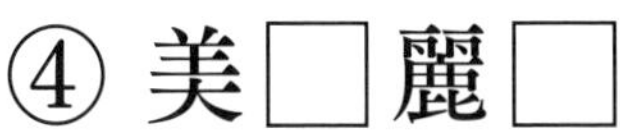
④ 美□麗□ …（美しく技巧をこらした言葉）

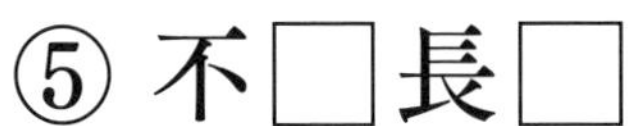
⑤ 不□長□ …（若さを保って長生きすること）

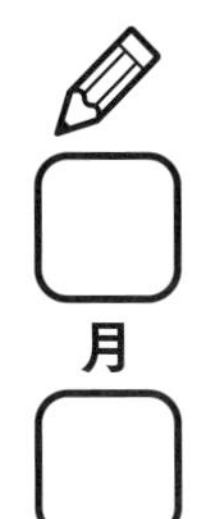

ひき算で計算しましょう。（計算方法は5ページ参照）

①

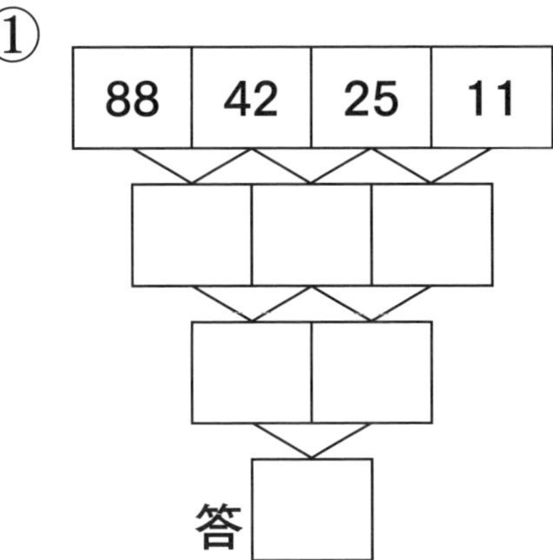

②

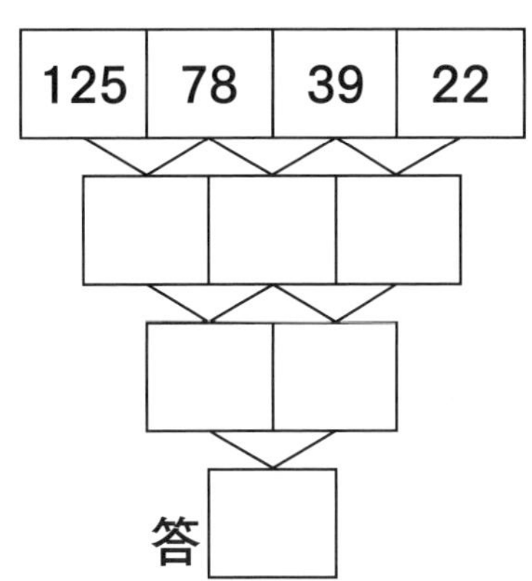

103ページの解答
【292日目】①草葉②筋金③生半可④四方山⑤野暮【293日目】B
【294日目】①41.7②24.3③123.5④70.6

このページの解答は108ページ

次の経歴・事績にあてはまる歴史上の人物の名前をお答えください。

江戸時代前期の剣豪。関ヶ原の合戦に加わったあと諸国を遍歴し、二刀流を開眼する。巌流島(がんりゅうじま)での佐々木(ささき)小次郎(こじろう)との勝負で知られ、生涯一度も試合に負けなかった。兵法書『五輪書(ごりんのしょ)』を著している。

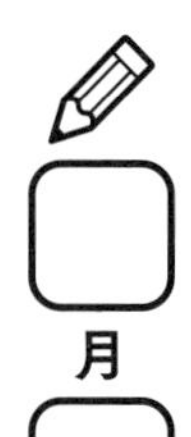

ひとつだけ異なる図形がまぎれこんでいます。見つけて「A–1」のように記号で答えてください。

	1	2	3	4	5	6
A						
B						
C						
D						

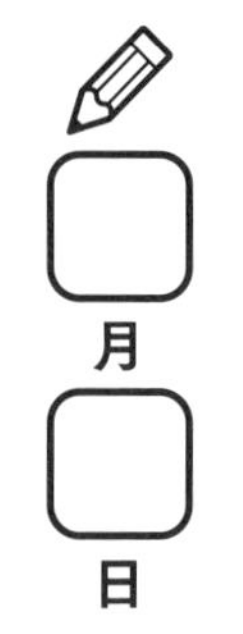

次の計算をしましょう。計算機は使わず、筆算か暗算でお答えください。

①76 − 14.45 =

②88 − 48.52 =

③52 − 29.36 =

④94 − 70.83 =

104ページの解答

【295日目】①筆箱②問題③野球④練習【296日目】①18.4②46.8③22.4④78.9【297日目】(ア)1(イ)4(ウ)3

304日目

月　日

10人で草野球チームをつくって道具類を共同購入し、合計金額を人数で割って支払いました。一人いくら払ったでしょうか？

〈野球用具の単価〉

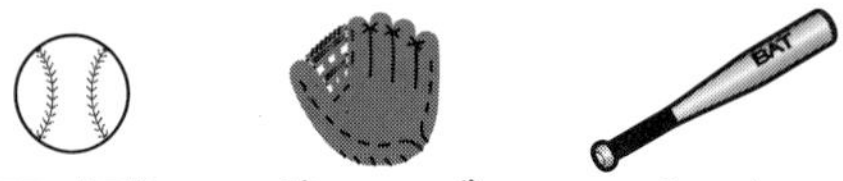

硬式球 1100円　グローブ 8500円　バット 20000円

〈買ったもの〉

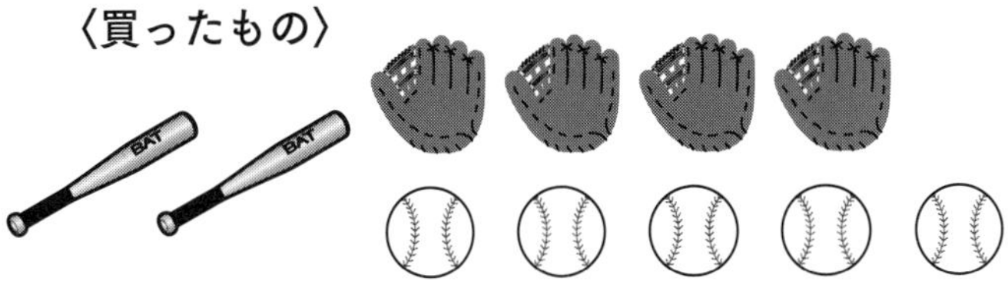

（バット2本、グローブ4個、硬式球5個）

[　　　]円

305日目

月　日

次の漢字の読み方を書いてください。

①鞭 [　　]
②素性 [　　]
③胸襟 [　　]
④謙譲 [　　]
⑤鞘 [　　]
⑥粗忽 [　　]
⑦鋏 [　　]
⑧俎板 [　　]

306日目

月　日

いちばん重いのはどれでしょうか？

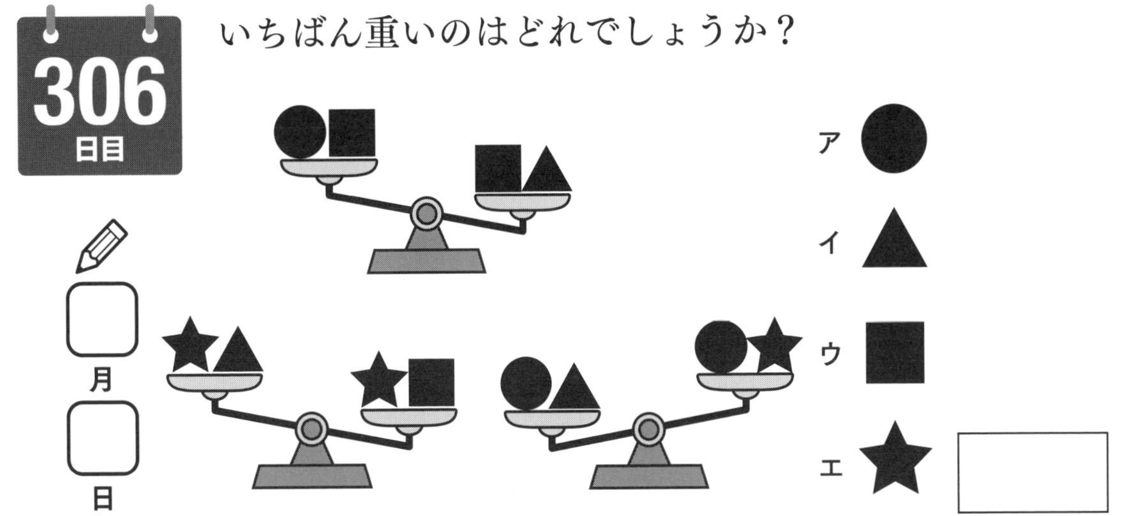

105ページの解答

【299日目】①波・及②八・六③反・面④辞・句⑤老・寿
【300日目】①26②−14

このページの解答は110ページ

次の計算をしましょう。計算機は使わず、答えは算用数字で書いてください。

①にじゅうはちかけるろくじゅうに ＝

②はちじゅうさんかけるよんじゅうご＝

③ひゃくじゅうしかけるにじゅうしち ＝

④きゅうじゅうしちかけるしじゅうしち ＝

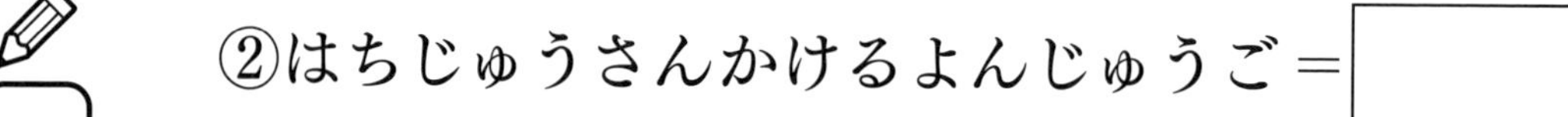

月　日

一～十のうち、足りない数字を見つけて「暗算」しましょう。答えは算用数字で書いてください。

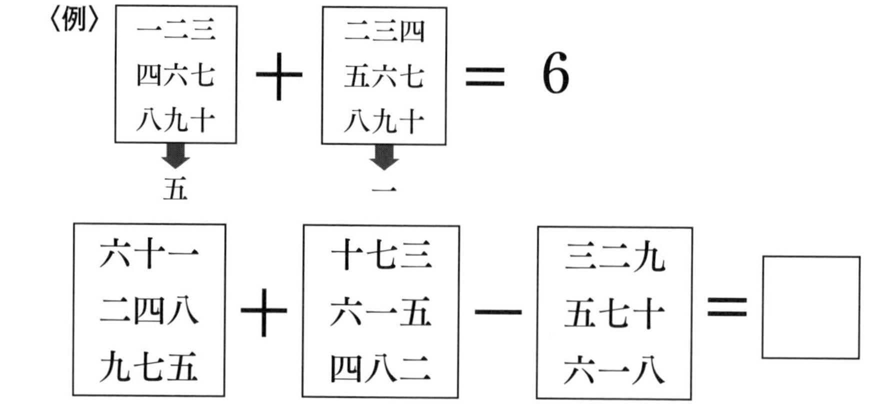

月　日

□に漢字を入れて熟語を完成させてください。

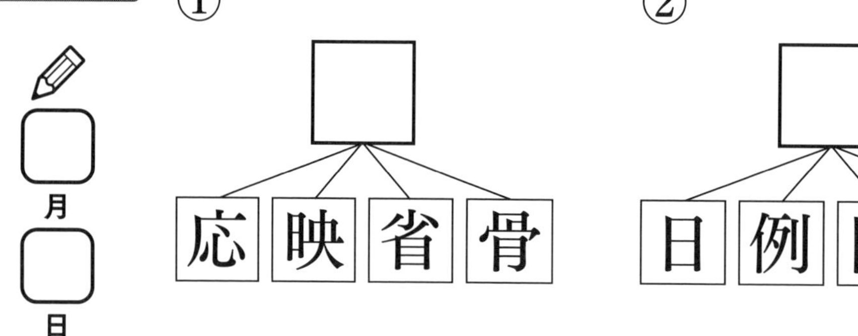

月　日

106ページの解答
【301日目】宮本武蔵（みやもとむさし）【302日目】B-2
【303日目】①61.55②39.48③22.64④23.17

このページの解答は111ページ

次の計算をしましょう。計算機は使わず、筆算か暗算でお答えください。

①123 − □ ＝ 66.7

② 98 − □ ＝ 75.4

③158 − □ ＝ 89.5

④203 − □ ＝ 113.1

月 日

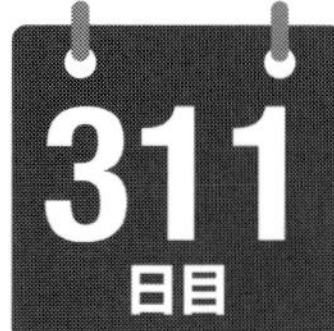

折り紙を４つ折りにして一部を切り取りました。開いたとき、どんな形になっているでしょうか。①〜③の中から選んでください。

〈例〉４つ折りにして一部を切り取り、開くとこのようになります。

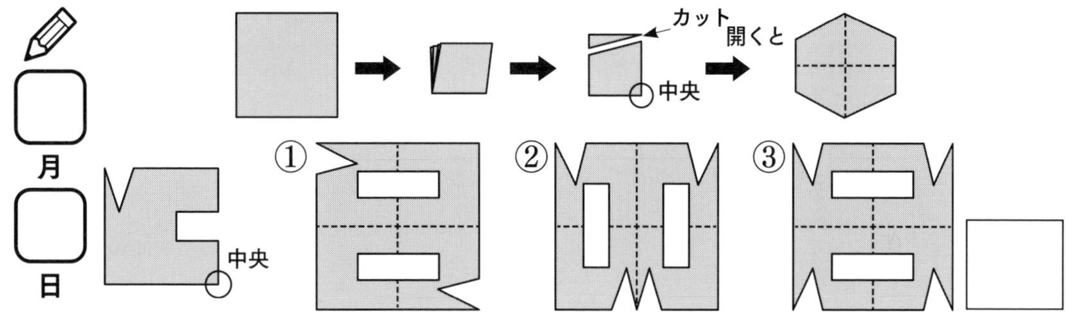

月 日

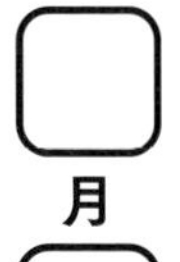

312日目

文字を並べ替えて正しい言葉を完成させてください。

①「しぼんなまうひび」（　　　　　　　　）
ヒント：なぜか忙しい

②「としねっかかづたむき」（　　　　　　　　）
ヒント：まだまだできる

③「きっさはやすいみん」（　　　　　　　　）
ヒント：未来はわからない

④「にたらくうはきどるふわか」（　　　　　　　　）
ヒント：笑顔が大事

月 日

107ページの解答
【304日目】7950円【305日目】①むち②すじょう③きょうきん④けんじょう⑤さや⑥そこつ⑦はさみ⑧まないた【306日目】ウ

このページの解答は112ページ

313日目

デジタル時計（24時間表示）が鏡に映って左右反転しています。時刻は何時何分ですか？

①

□時□分

②

□時□分

③

□時□分

月　日

314日目

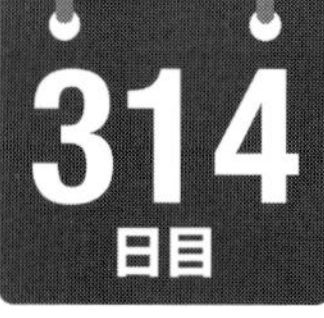

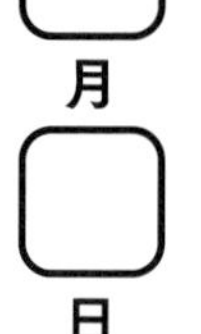

次の計算をしましょう。計算機は使わず、筆算か暗算でお答えください。

①$20 + 45 \times 2 =$ □

②$18 + 34 \times 4 =$ □

③$38 + 22 \times 8 =$ □

④$57 + 7 \times 18 =$ □

月　日

315日目

下線を引いたひらがな部分を漢字に直してください。

①季節の花を<u>げんかん</u>に飾った。 [　　　]

②オーケストラの演奏はとても<u>かんどうてき</u>だった。 [　　　]

③能ある<u>たか</u>は爪を隠す。 [　　　]

④<u>たつまき</u>が発生し、大きな被害が出た。 [　　　]

⑤<u>れいげん</u>あらたかな神社にお詣りした。 [　　　]

月　日

108ページの解答

【307日目】①1736②3735③3078④4559【308日目】8
【309日目】①反②吉

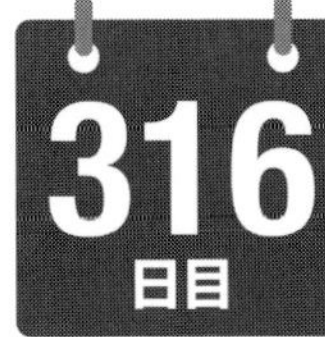

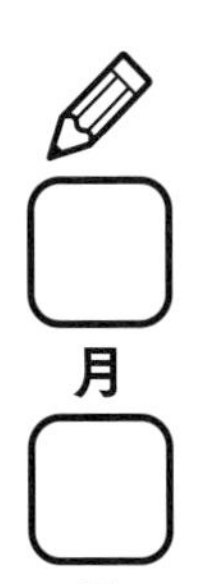

次のサイコロの見えている３面の数字をたしてください。

① 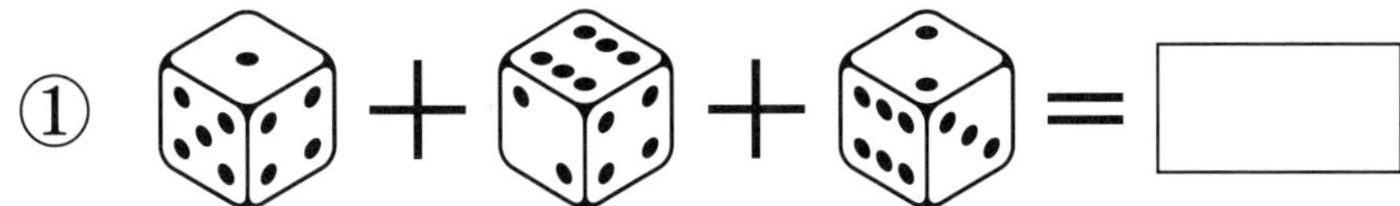

② 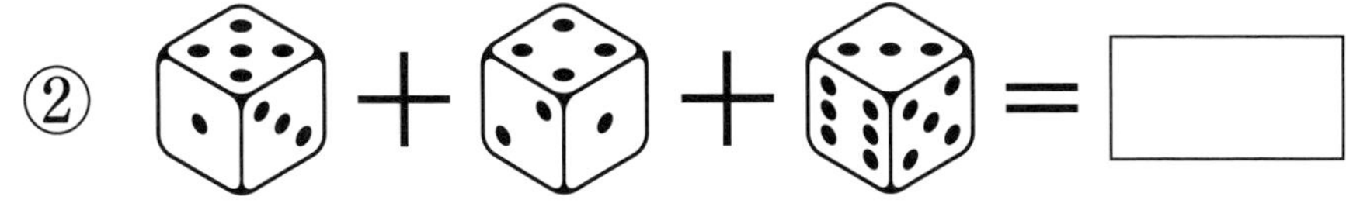

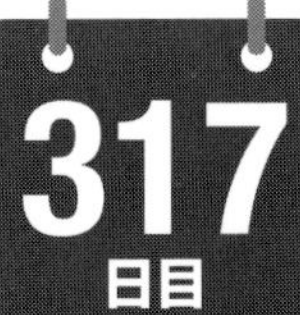

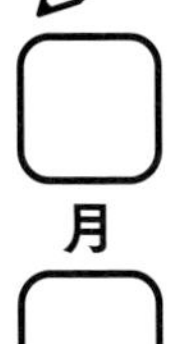

地理に関する次の問いにお答えください。

イギリスはユナイテッド・キングダム（連合王国）とも呼ばれており、4つの地域が連合してひとつの国を形成している。イングランド、スコットランドのほか、残り２地域はどことどこ？

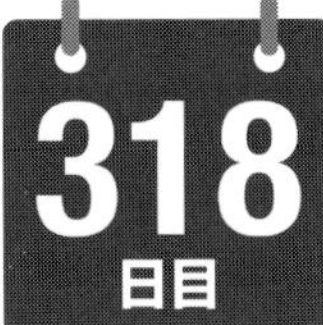

次の記号を見ておぼえてください。15秒たったら問題をかくして、紙に書いてください。
（位置もしっかりおぼえましょう）

①

#	○	¥
%	◆	&

②

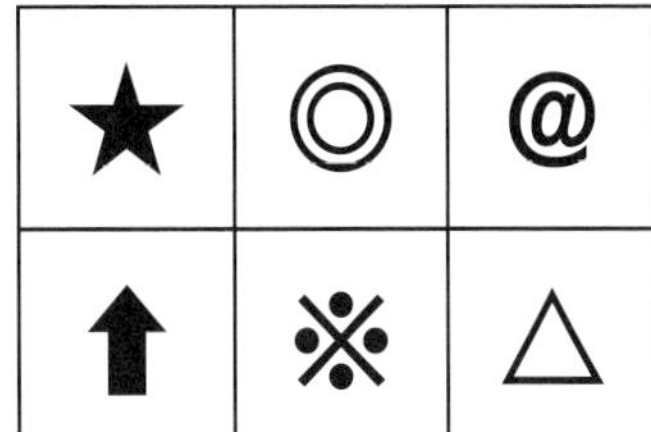

★	◎	@
⬆	※	△

【310日目】①56.3②22.6③68.5④89.9 【311日目】③【312日目】①びんぼうひまなし②むかしとったきねづか③いっすんさきはやみ④わらうかどにはふくきたる

319日目

月　日

□に漢字を入れて四字熟語を完成させてください。

① 付□雷□ …（自分の意見がなく、他人の意見にすぐに同調すること）

② 文□開□ …（考え方や科学が進歩し、文化が発展していくこと）

③ 平□無□ …（おだやかで、特に変わったことがないこと）

④ 変□□在 …（思いのままに出没したり変化したりすること）

⑤ 傍□無□ …（勝手気ままに振る舞うこと）

320日目

月　日

次の計算をしましょう。計算機は使わず、筆算か暗算でお答えください。

①66 × 3 + 48 = □

②25 + 70 × 5 = □

③52 × 5 + 39 = □

④87 + 52 × 7 = □

321日目

月　日

次の漢字の読み方を書いてください。

①憚る [　　] ⑤烏帽子 [　　]

②囃子 [　　] ⑥蕎麦 [　　]

③教鞭 [　　] ⑦八卦 [　　]

④曲者 [　　] ⑧蓑 [　　]

110ページの解答

【313日目】①17時25分②22時54分③15時52分【314日目】①110②154③214④183【315日目】①玄関②感動的③鷹④竜巻（龍巻）⑤霊験

322日目

例を参考に、空欄にひらがなを入れてことわざ・慣用句を完成させてください。（言葉は時計回りに並んでいます）

月　日

〈例〉
す　め　ば　み　や　こ

答＝すめばみやこ

①
え　を　た　す

ヒント：気を引き締めて

②
い　う　う　さ

ヒント：何が幸せで何が不幸せなのか

323日目

次の計算をしましょう。計算機は使わず、答えは算用数字で書いてください。

月　日

①ロクジュウゴタスニヒャクニジュウタスジュウロク　＝

②ハッピャクゴジュウニタスキュウジュウサンヒクゴヒャク　＝

③センゴジュウヒクニヒャクサンジュウイチヒクサンジュウ　＝

④ゴヒャクジュウハチヒクサンビャクサンタスヒャクハチ　＝

324日目

下線を引いたひらがな部分を漢字に直してください。

月　日

①二人の俳優の演技にはこうおつつけがたい魅力があった。［　］

②ずぼしをさされてドキッとした。［　］

③ブームに乗り、まさにはちくの勢いで業績が伸びた。［　］

④ごりむちゅうで問題解決の糸口が見えない。［　］

⑤ろんご読みのろんご知らず。［　］

111ページの解答　【316日目】①33②30【317日目】ウェールズ・北アイルランド

このページの解答は116ページ

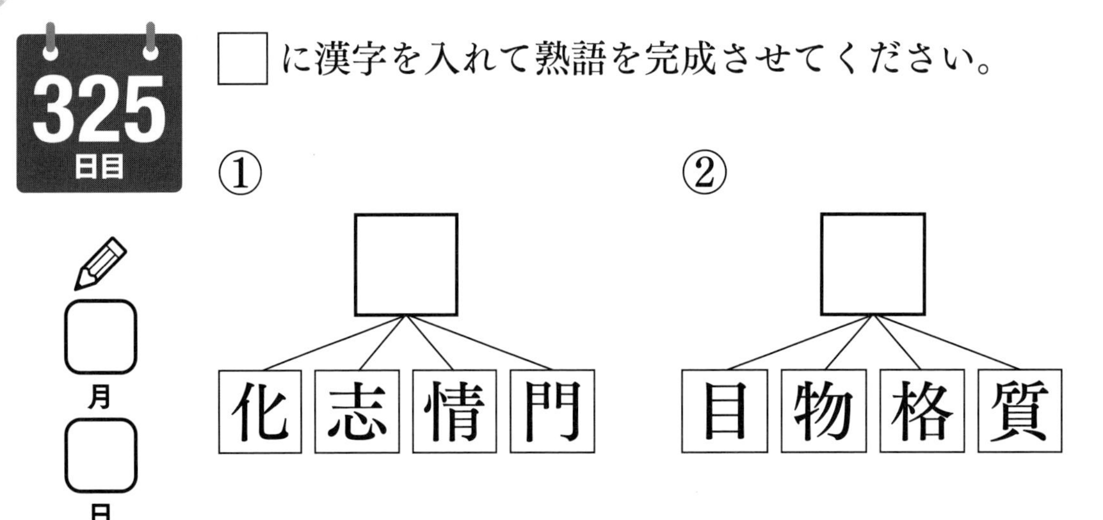

次の計算をしましょう。計算機は使わず、筆算か暗算でお答えください。

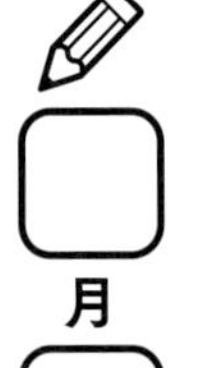

①136 − 8 × 9 ＝□

②225 − 15 × 7 ＝□

③382 − 58 × 4 ＝□

④853 − 75 × 7 ＝□

月

日

327
日目

□にひらがなを入れてことわざを完成させてください。

①言うは易く□□□□は難し

②鬼も十八番茶も□□□

③義を見てせざるは□□無きなり

④立っている者は□□でも使え

⑤情けは人の□□ならず

⑥藪をつついて□□を出す

月

日

112ページの解答

【319日目】①和・同②明・化③穏・事④幻・自⑤若・人【320日目】①246②375③299④451【321日目】①はばか②はやし③きょうべん④くせもの⑤えぼし⑥そば⑦はっけ⑧みの

次の計算をしましょう。計算機は使わず、筆算か暗算でお答えください。

月

日

① (14＋22) × (43－32) ＝□

② (74－48) × (25－18) ＝□

③ (8＋13) × (4＋24) ＝□

④ (32＋7) × (56－44) ＝□

次の記号を見ておぼえてください。15秒たったら問題をかくして、紙に書いてください。
（位置もしっかりおぼえましょう）

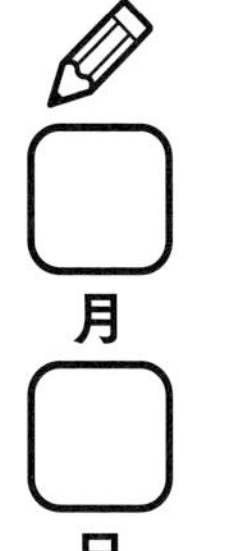

月

日

①

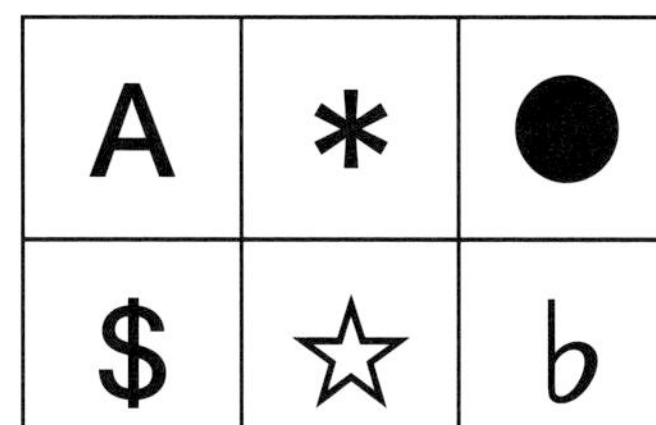

A	＊	●
$	☆	♭

②

?	▼	℃
□	Q	◇

330
日目

□に漢字を入れて四字熟語を完成させてください。

月

日

① 茫□自□…（気が抜けてぼんやりし、どうしたらいいかわからないこと）

② □末□倒…（大事なこととそうでないことを逆にしてしまうこと）

③ 満□一□…（全員の意見が同じになること）

④ □我□中…（熱中して我を忘れてしまうこと）

⑤ □者□行…（武芸者が鍛錬のために諸国をめぐること）

113ページの解答 【322日目】①えりをただす②さいおうがうま【323日目】①301②445③789④323【324日目】①甲乙②図星③破竹④五里霧中⑤論語

左のグループと同じ組み合わせは何番ですか？

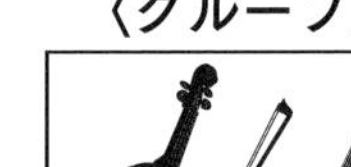

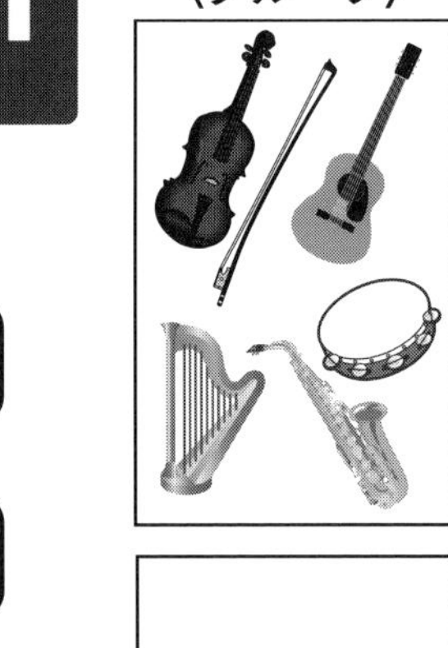

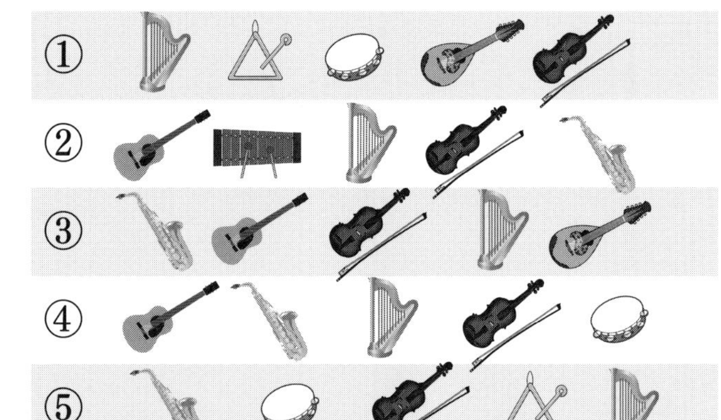

月　日

332日目

日本の古典文学にまつわる次の質問にお答えください。

江戸時代後期に書かれた『日本外史（にほんがいし）』は、源平時代から徳川時代までを記述した歴史書で、大ベストセラーとなり、幕末から明治維新にかけて多大な影響を残した。これを著した歴史家の名前は？

月　日

次の計算をしましょう。計算機は使わず、筆算か暗算でお答えください。

① $(35+46) \times (9+5) =$

② $(78-26) \times (7+8) =$

③ $(19+17) \times (24+15) =$

④ $(65-11) \times (89-28) =$

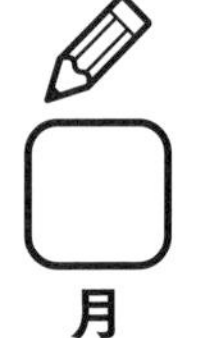

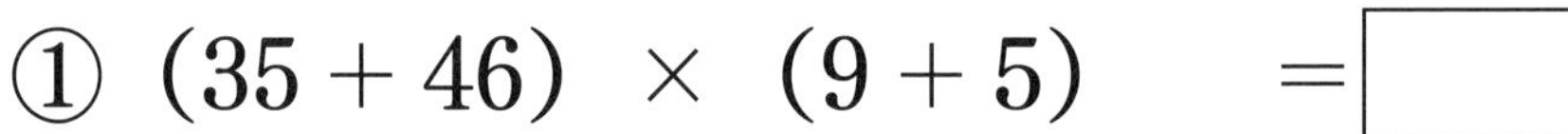

114ページの解答

【325日目】①同②品【326日目】①64②120③150④328
【327日目】①おこなう②でばな③ゆう④おや⑤ため⑥へび

このページの解答は119ページ

次の漢字の読み方を書いてください。

月 日

①杜若 [　　　] ⑤草鞋 [　　　]
②膏薬 [　　　] ⑥算盤 [　　　]
③虚勢 [　　　] ⑦団扇 [　　　]
④木訥 [　　　] ⑧無尽蔵 [　　　]

□に漢字を入れて熟語を完成させてください。

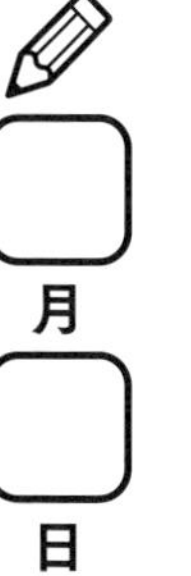

月 日

①

□

人 法 業 標

②

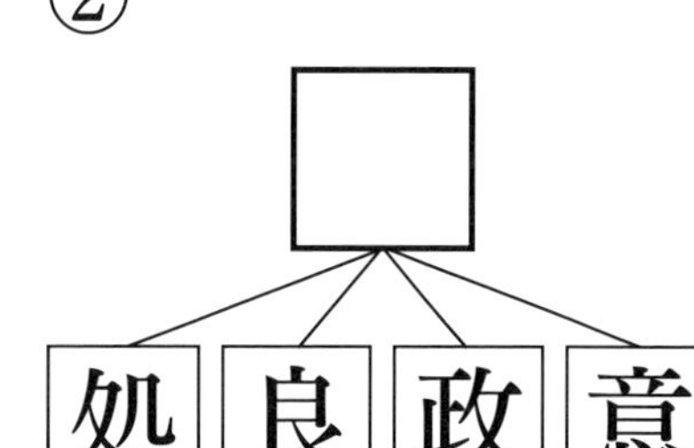

次の計算をしましょう。計算機は使わず、筆算か暗算でお答えください。

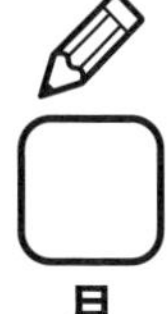

月 日

①1735 + 3892 = □

②4294 + 2124 = □

③5859 + 6738 = □

④3872 + 1188 = □

115ページの解答

【328日目】①396②182③588④468
【330日目】①然・失②本・転③場・致④無・夢⑤武・修

337日目

下線を引いたひらがな部分を漢字に直してください。

①昔は好きな人にこいぶみを書いて送ったものだった。［　　　　］

②生涯をボランティアに捧げ、せいひんを貫いた。［　　　　］

③都会に出て、はだかいっかんで商売を始めた。［　　　　］

④出会ってすぐに結婚が決まるとはせいてんの霹靂だ。［　　　　］

⑤学生時代は親戚の家にいそうろうしていた。［　　　　］

月　日

338日目

隣り合う六角形の中の数をたすと、上の六角形の数になります。空いている六角形にあてはまる数を書きましょう。

月　日

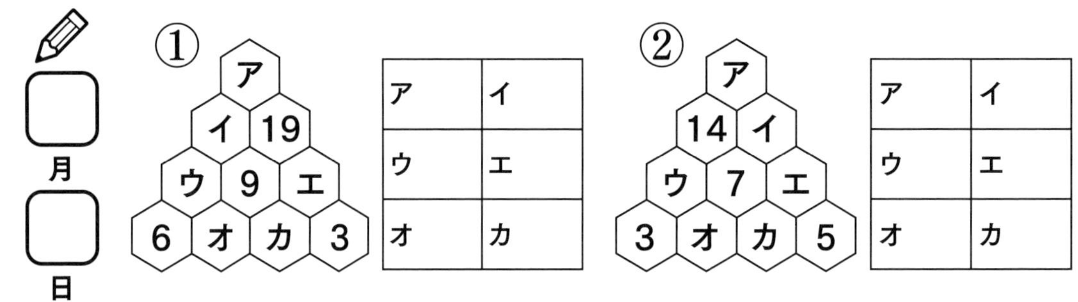

339日目

昭和に流行したモノ・人物などについてお答えください。

昭和34年6月25日に行なわれたプロ野球の天覧試合において、9回裏、読売ジャイアンツの長嶋茂雄（ながしましげお）選手がサヨナラホームランを打って話題となった。このとき打たれた阪神タイガースの投手の名前は？

月　日

116ページの解答　【331日目】④【332日目】頼山陽（らいさんよう）【333日目】①1134②780③1404④3294

次の図形を180度回転させるとどうなるでしょうか。記号でお答えください。

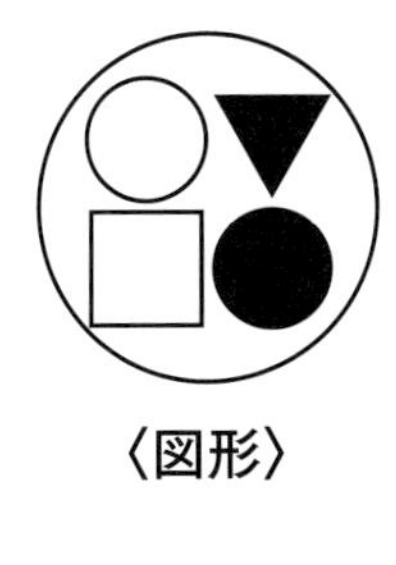

〈図形〉

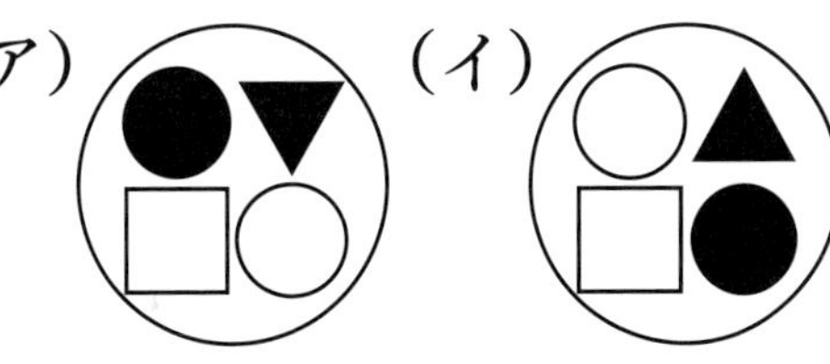

(ア)　(イ)

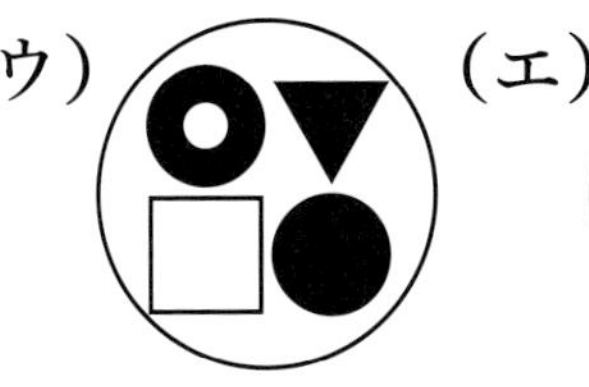

(ウ)

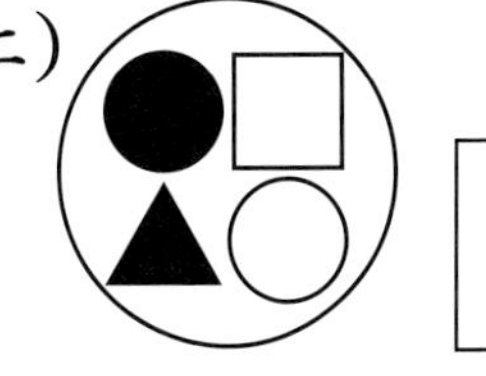

(エ)

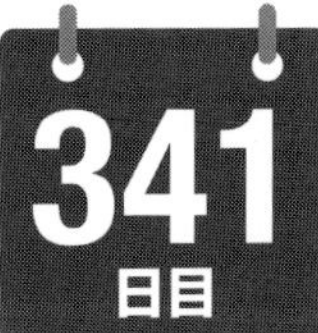

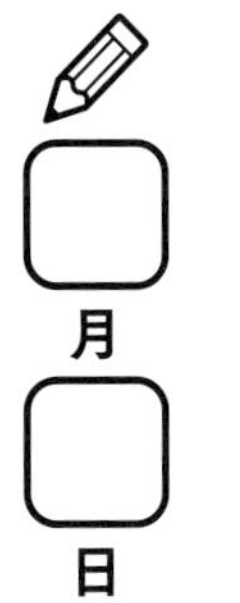

次の記号を見ておぼえてください。15秒たったら問題をかくして、紙に書いてください。
(位置もしっかりおぼえましょう)

①

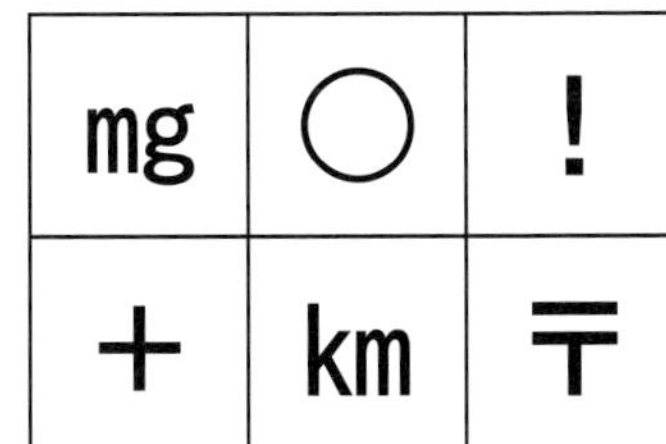

mg	○	！
＋	km	〒

②

➡	々	∞
◎	▲	〆

342日目

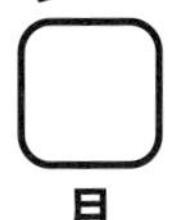

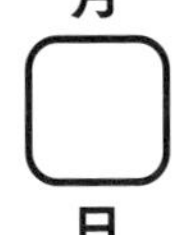

□に漢字を入れて四字熟語を完成させてください。

① 滅□奉□ …(自分をかえりみず、国家や主人に忠誠を尽くすこと)

② □□皆伝 …(師匠が弟子に技芸等の極意をすべて伝授すること)

③ 門□不□ …(秘蔵して人に見せようとしないこと)

④ 大□撫□ …(しとやかで奥ゆかしい日本女性に対する美称)

⑤ 優柔□□ …(ぐずぐずして態度がはっきりしないこと)

117ページの解答 【334日目】①かきつばた②こうやく③きょせい④ぼくとつ⑤わらじ⑥そろばん⑦うちわ⑧むじんぞう【335日目】①商②善【336日目】①5627②6418③12597④5060

このページの解答は122ページ

次の計算をしましょう。計算機は使わず、筆算か暗算でお答えください。

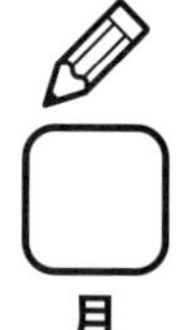

月　日

① $\frac{1}{5}+\frac{2}{7}=$ □

② $\frac{3}{4}+\frac{1}{5}=$ □

③ $\frac{1}{3}+\frac{3}{8}=$ □

④ $\frac{4}{9}+\frac{1}{4}=$ □

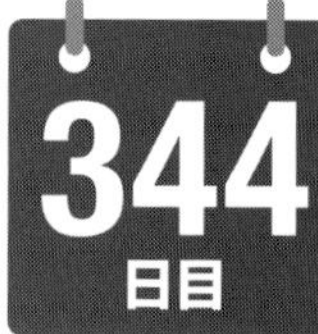

タテの列、ヨコの列、太線で囲まれたブロックに、それぞれ１～４の数字が一つずつ入ります。(ア)～(ウ)のマスに入った数字をお答えください。（解き方は５ページ参照）

月　日

		1	3
1	3	(ア)	
	(イ)	4	
(ウ)	1		2

345日目

次の漢字の読み方を書いてください。

月　日

①暗礁 [　　　] ⑤懺悔 [　　　]

②独活 [　　　] ⑥醍醐味 [　　　]

③麒麟 [　　　] ⑦山葵 [　　　]

④嚆矢 [　　　] ⑧徳利 [　　　]

118ページの解答

【337日目】①恋文②清貧③裸一貫④青天⑤居候【338日目】①ア＝36　イ＝17　ウ＝8　エ＝10　オ＝2　カ＝7　②ア＝29　イ＝15　ウ＝7　エ＝8　オ＝4　カ＝3【339日目】村山　実（むらやまみのる）

このページの解答は123ページ

346日目

□に漢字を入れて熟語を完成させてください。

①

□

土　史　賓　論

②

□

木　用　地　星

月　日

347日目

次の計算をしましょう。計算機は使わず、答えは算用数字で書いてください。

①五千八百三十八足す二千二百七十六引く六千　＝□

②二十二掛ける四十八引く七百四十五　＝□

③七千八百二十八足す五百四十三足す千八十　＝□

④六百六十六引く百十一足す八百六十三　＝□

月　日

348日目

次の経歴・事績にあてはまる歴史上の人物の名前をお答えください。

平安時代中期の女流文学者。百人一首に名を連ねる歌人・清原元輔（きよはらのもとすけ）の娘で、一条天皇の皇后・藤原定子（ふじわらのていし）（中宮定子（ちゅうぐうていし））に仕えた。宮廷での生活などを記した『枕草子（まくらのそうし）』は、日本三大随筆のひとつに数えられる。

□

月　日

119ページの解答
【340日目】（エ）【342日目】①私・公②免・許③外・出④和・子⑤不・断

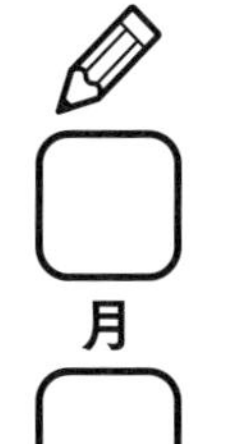

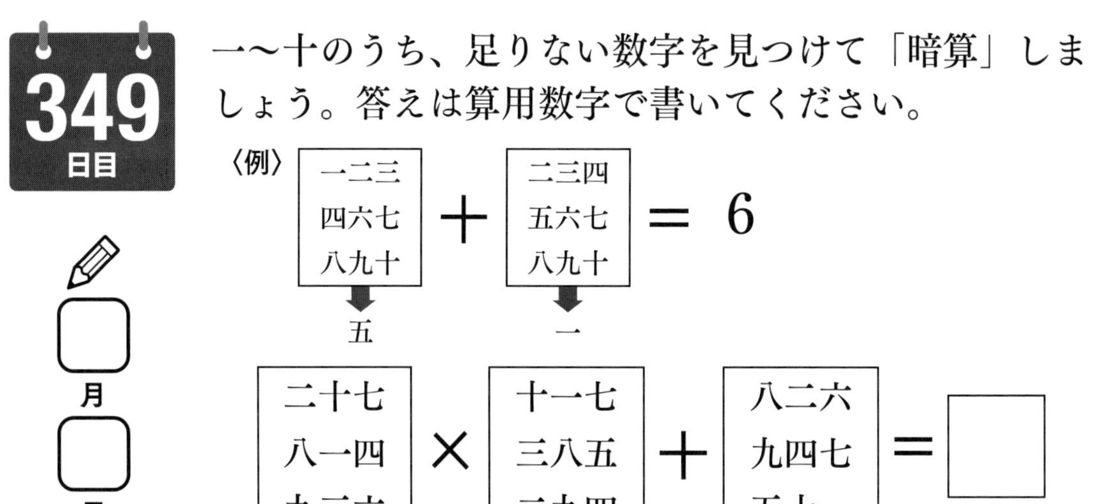

349日目

一～十のうち、足りない数字を見つけて「暗算」しましょう。答えは算用数字で書いてください。

〈例〉

一二三 四六七 八九十	＋	二三四 五六七 八九十	＝	6
五		一		

二十七 八一四 九三六	×	十一七 三八五 二九四	＋	八二六 九四七 五十一	＝	□

月　日

350日目

左のグループと同じ組み合わせは何番ですか？

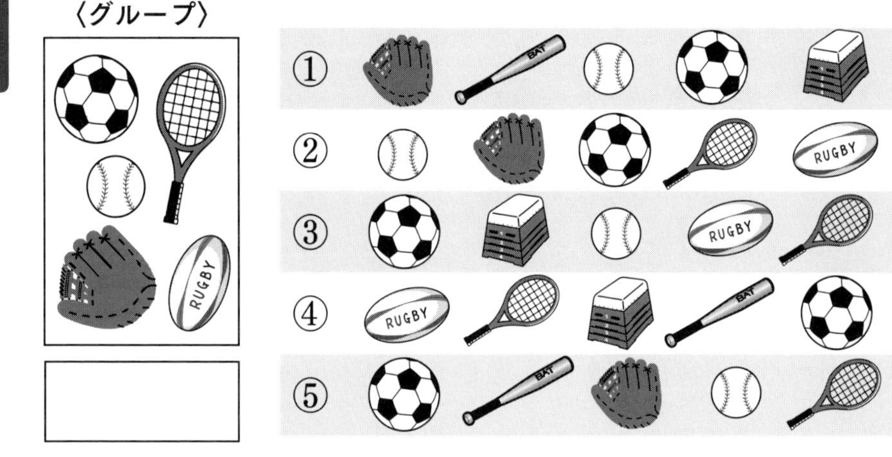

月　日

351日目

□に同じ漢字を入れて、三字熟語を完成させてください。

① □魔矢・□天荒・守□離

② 星□夜・五□雨・雪□花

③ □千代・十□番・□百万

月　日

120ページの解答

【343日目】①$\frac{17}{35}$ ②$\frac{19}{20}$ ③$\frac{17}{24}$ ④$\frac{25}{36}$【344日目】（ア）2（イ）2（ウ）4【345日目】①あんしょう②うど③きりん④こうし⑤ざんげ⑥だいごみ⑦わさび⑧とっくり

352日目

次の計算をしましょう。計算機は使わず、筆算か暗算でお答えください。

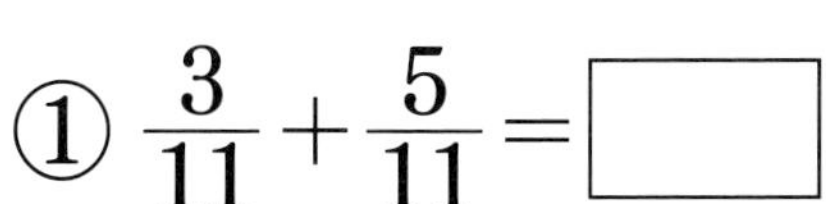

① $\frac{3}{11}+\frac{5}{11}=$ □

② $\frac{2}{13}+\frac{1}{2}=$ □

③ $\frac{6}{15}+\frac{1}{3}=$ □

④ $\frac{3}{7}+\frac{4}{11}=$ □

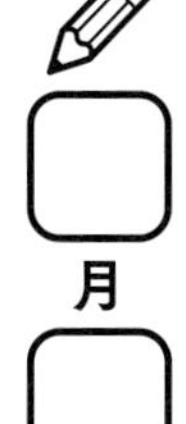

月　日

353日目

下の立体を①～③それぞれの方向から見たときの形を、（ア）～（ウ）から選んでください。

①上［　　］

②横［　　］

③正面［　　］

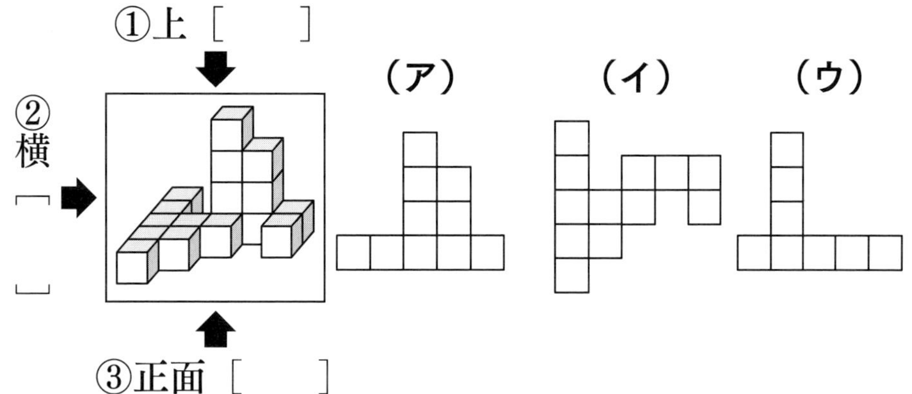

月　日

354日目

地理に関する次の問いにお答えください。

地球の表面は、海が約70％を占めている。現代において「七つの海」と呼ばれているのは、北大西洋、南大西洋、北太平洋、南太平洋、北極海のほか、残りの2つの海はどことどこ？

□ と □

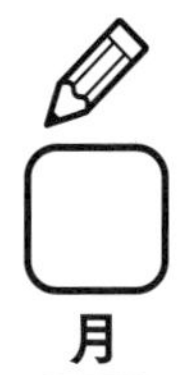

月　日

355日目

(A)と(B)どちらのお金が多いでしょうか。

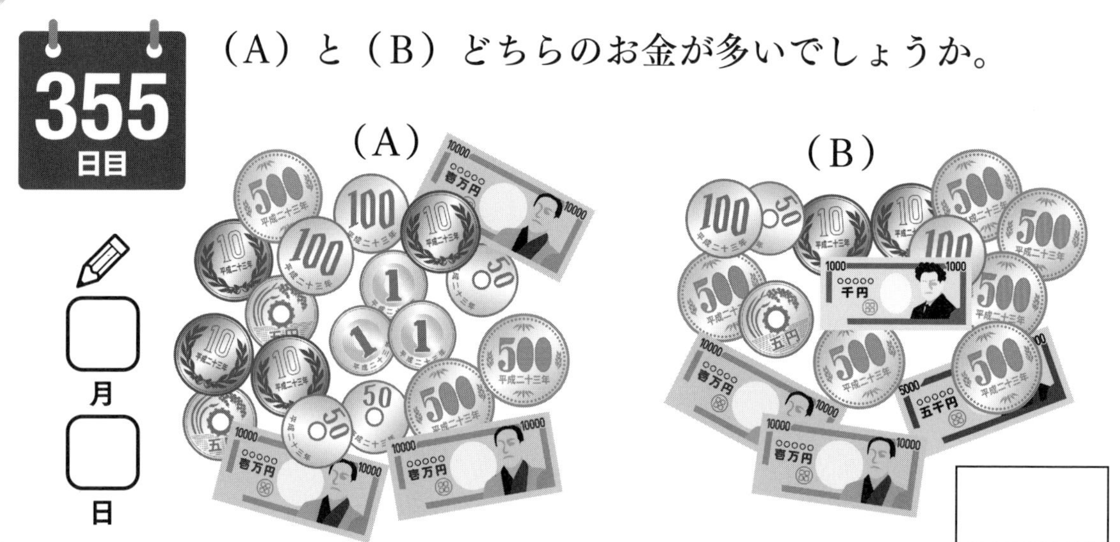

月　日

356日目

下線を引いたひらがな部分を漢字に直してください。

①彼女はこくびをかしげて物思いをしていた。[　　　　]

②いつまでもせけんていばかり気にしていられない。[　　　　]

③はてんこうとは本来「前例がない」という意味だ。[　　　　]

④取引に成功するかどうかのせとぎわだった。[　　　　]

⑤いちごいちえの心構えで人と接する。[　　　　]

月　日

357日目

次の記号を見ておぼえてください。15秒たったら問題をかくして、紙に書いてください。
(位置もしっかりおぼえましょう)

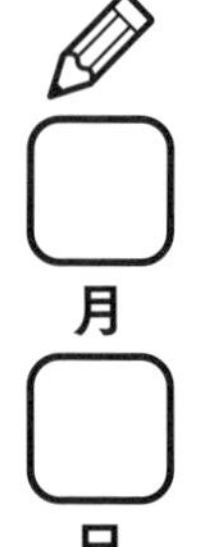

①

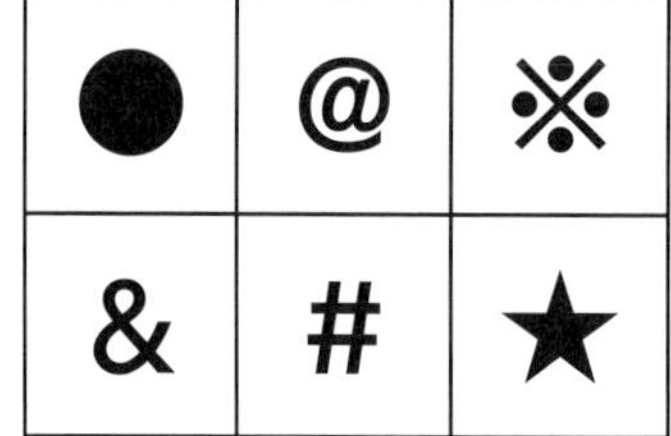

●	@	※
&	#	★

②

¥	△	◎
■	?	⬆

月　日

122ページの解答 【349日目】33【350日目】②【351日目】①破②月③八

このページの解答は127ページ

358日目

□に漢字を入れて四字熟語を完成させてください。

① 悠悠□□ …（のんびりと心のおもむくままに生活すること）

② 用□□到 …（準備にぬかりがないこと）

③ 竜□蛇□ …（はじめは勢いがあったのに最後は尻すぼみになること）

④ 理路□□ …（話や考えの筋道がきちんと整っていること）

⑤ 臨機□□ …（時と場合によって柔軟にやり方を変えること）

月　日

359日目

□に漢字を入れて熟語を完成させてください。

①

□

下　主　址　壁

②

□

分　地　佑　命

月　日

360日目

次の計算をしましょう。計算機は使わず、筆算か暗算でお答えください。

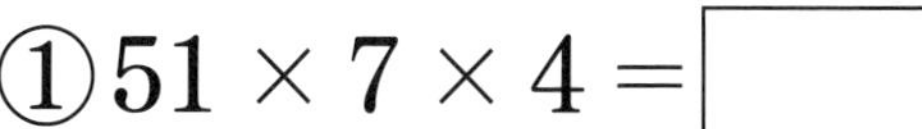

①51 × 7 × 4 = □

②28 × 3 × 9 = □

③87 + □ + 91 = 223

④□ + 37 − 78 = 97

月　日

123ページの解答 【352日目】① $\frac{8}{11}$ ② $\frac{17}{26}$ ③ $\frac{11}{15}$ ④ $\frac{61}{77}$ 【353日目】①（イ）②（ウ）③（ア）
【354日目】インド洋・南極海

361日目

次のサイコロの見えていない3面の数字をたしてください。（サイコロは向かい合う面の数字をたすと7になります）

月　日

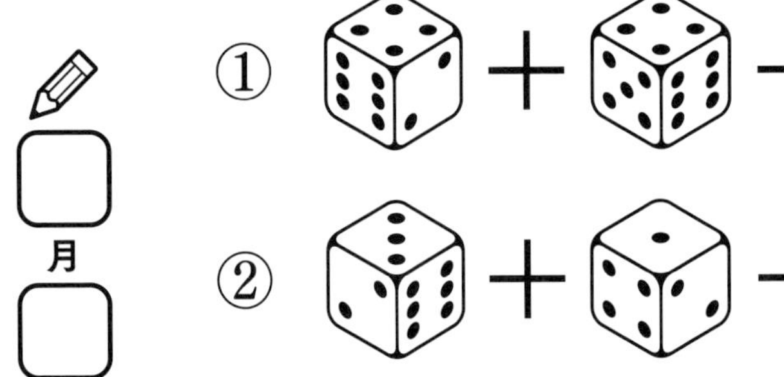

① ＋ ＋ ＝ [　　]

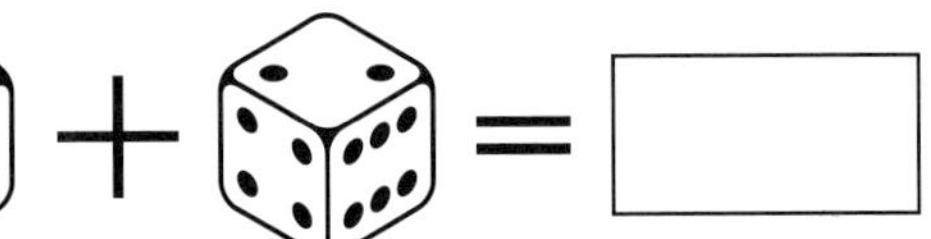

② ＋ ＋ ＝ [　　]

362日目

月　日

次の漢字の読み方を書いてください。

①安寧 [　　] ⑤忸怩 [　　]

②饂飩 [　　] ⑥薪 [　　]

③嘴 [　　] ⑦褌 [　　]

④五穀 [　　] ⑧瑠璃 [　　]

363日目

月　日

いちばん軽いのはどれでしょうか？

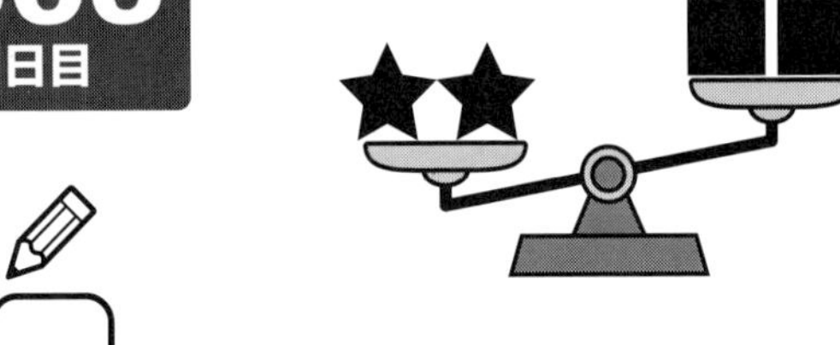

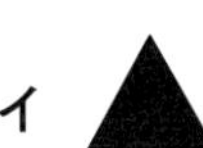

ア　イ　ウ　エ

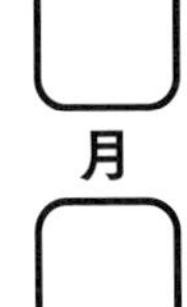

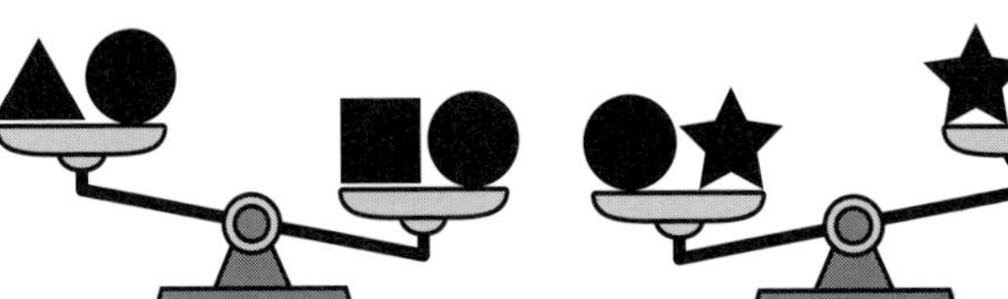

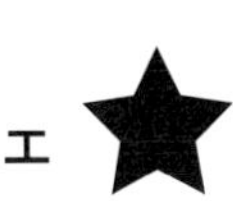

[　　]

124ページの解答 【355日目】A【356日目】①小首（頸）②世間体③破天荒④瀬戸際⑤一期一会

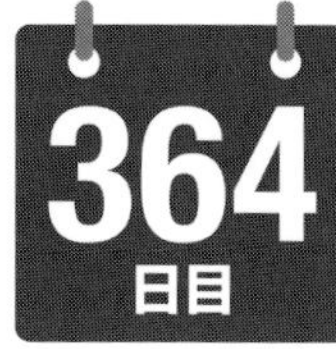

次の計算をしましょう。計算機は使わず、筆算か暗算でお答えください。

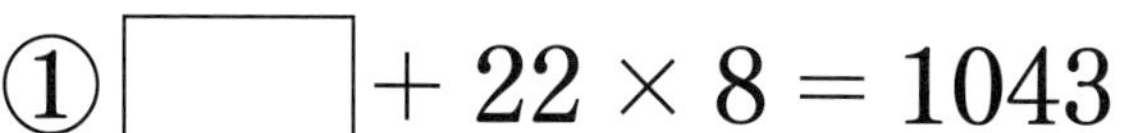

①□＋22×8＝1043

②48×□－755＝829

③56÷7＋□＝302

④366＋962－□＝773

月

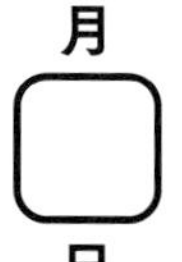

日

隣り合う六角形の中の数をたすと、上の六角形の数になります。空いている六角形にあてはまる数を書きましょう。

月

日

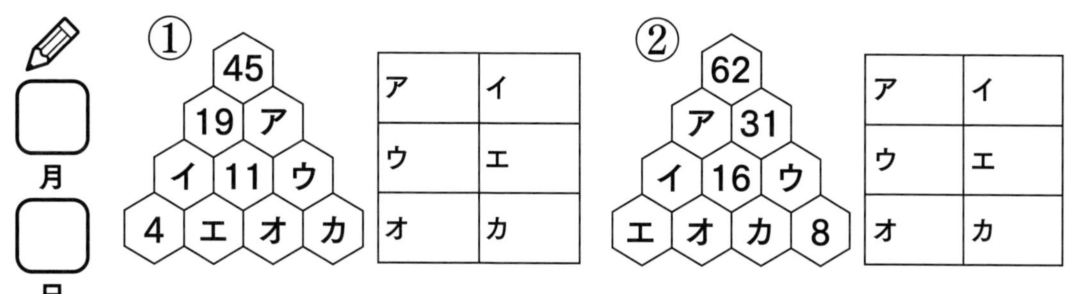

下の立体を①～③それぞれの方向から見たときの形を、（ア）～（ウ）から選んでください。

月

日

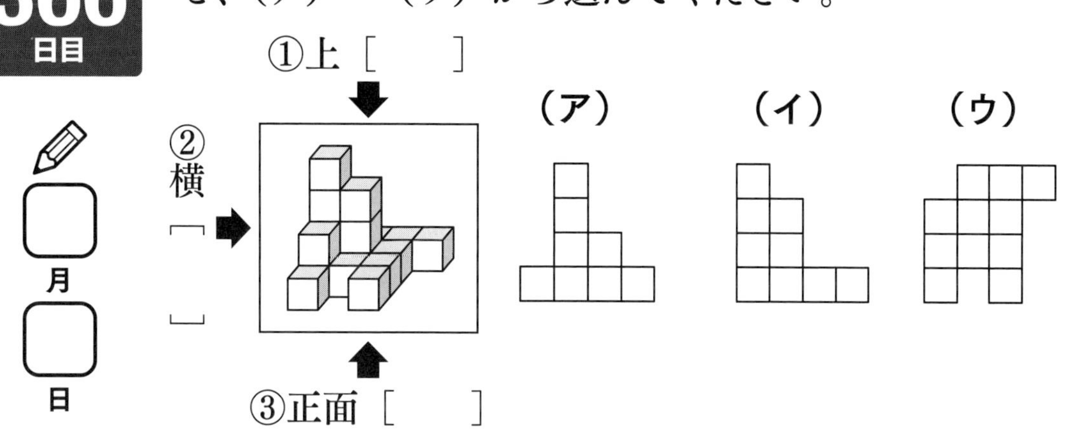

125ページの解答
【358日目】①自・適②意・周③頭・尾④整・然⑤応・変【359日目】①城②天
【360日目】①1428②756③45④138

【監修者紹介】

篠原菊紀（しのはら・きくのり）

公立諏訪東京理科大学工学部情報応用工学科教授、医療介護・健康工学研究部門長。
1960年生まれ、長野県茅野市出身。東京大学教育学部卒業後、同大学院教育学研究科修了。「学習しているとき」「運動しているとき」「遊んでいるとき」など、日常的な場面で脳がどのように活動しているかを研究している。子どもから高齢者までを対象に、脳トレ、勉強法、認知機能低下予防などの著書や教材を数多く開発。テレビや雑誌、ラジオなどを通じ、脳科学と健康科学の社会応用を呼びかけている。
主な監修書に『一生ボケない脳になる！ 1日1分「脳トレ」366』『死ぬまでボケない脳になる！ 1日1分「脳トレ」366』『いくつになってもボケない脳になる！ 1日5分 脳トレパズル366』『100歳までボケない脳になる！ 1日3分 脳トレ算数パズル366』『誰よりもボケない脳になる！ 1日3分 脳トレ漢字パズル366』『超難問でボケ退治！ 1日1問 鬼脳トレ100』『一生ボケない！ 3年「脳トレ」日記』『1日1分！ もの忘れがなくなる「脳トレ」366』（以上、PHP研究所）などがある。

◎装幀・本文組版　朝田春未
◎編集協力　森末祐二

篠原菊紀教授の
脳がどんどん若返る 1日1分！「脳トレ」366

2023年9月7日　第1版第1刷発行
2024年7月16日　第1版第3刷発行

監修者　篠原菊紀
発行者　村上雅基
発行所　株式会社PHP研究所
京都本部　〒601-8411　京都市南区西九条北ノ内町11
〔内容のお問い合わせは〕暮らしデザイン出版部 ☎075-681-8732
〔購入のお問い合わせは〕普 及 グ ル ー プ ☎075-681-8818
印刷所　株式会社光邦
製本所　東京美術紙工協業組合

ISBN978-4-569-85569-1